# DU ROLE

DE LA

# MENSTRUATION

## DANS LA PATHOLOGIE ET LA THÉRAPEUTIQUE

PAR

**A. RACIBORSKI**

Docteur en médecine, lauréat et ancien Chef de clinique
de la Faculté de médecine de Paris, Lauréat de l'Académie
des sciences de l'Institut et de l'Académie impériale de médecine
Membre correspondant de la Société de médecine de Bordeaux,
de la Société médico-chirurgicale de Berlin, de la Société
des lettres de Cracovie, Membre honoraire de la
Société médico-chirurgicale de Bruges, etc.

Medicina non ingenii humani partus est
sed temporis filia.

BAGLIVI.

**PARIS**

**CHEZ J. B. BAILLIÈRE,**

LIBRAIRE DE L'ACADÉMIE IMPÉRIALE DE MÉDECINE,
rue Hautefeuille, 19.

LONDRES
H. BAILLIÈRE, 219, REGENT STREET.

NEW-YORK
H. BAILLIÈRE, 290, BROADWAY

1856

# DU ROLE

DE LA

# MENSTRUATION

## DANS LA PATHOLOGIE ET LA THÉRAPEUTIQUE

PAR

A. RACIBORSKI

Docteur en médecine, lauréat et ancien Chef de clinique de la Faculté de médecine de Paris, Lauréat de l'Académie des sciences de l'Institut et de l'Académie impériale de médecine Membre correspondant de la Société de médecine de Bordeaux, de la Société médico-chirurgicale de Berlin, de la Société des lettres de Cracovie, Membre honoraire de la Société médico-chirurgicale de Bruges, etc.



Medicina non ingenii humani partus est sed temporis filia.

BAGLIVI.

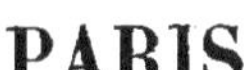

PARIS

CHEZ J. B. BAILLIÈRE,

LIBRAIRE DE L'ACADÉMIE IMPÉRIALE DE MÉDECINE,

rue Hautefeuille, 19.

LONDRES
H. BAILLIÈRE, 219, REGENT STREET.

NEW-YORK
H. BAILLIÈRE, 290, BROADWAY.

1856

OUVRAGES DU MÊME AUTEUR :

**Nouveau Manuel complet d'auscultation et de percussion**. Paris, 1835.

**Précis pratique et raisonné du diagnostic.** Paris, 1837. In-18 de 936 pages.

(De ces deux ouvrages il n'existe aujourd'hui que l'édition de Bruxelles.)

**Histoire des découvertes relatives au système veineux, depuis Morgagni jusqu'à nos jours.** Paris, 1841 (In *Mémoires de l'Académie de médecine*, t. IX).

**De la puberté et de l'âge critique chez la femme, et de la ponte périodique chez les mammifères.** Paris, 1844, in-18.

(*Extrait du* MONITEUR DES HOPITAUX.)

Paris.—Imprimé chez Bonaventure et Ducessois, quai des Augustins, 15.

# INTRODUCTION.

Depuis une trentaine d'années, on s'est beaucoup occupé des maladies des femmes. La pathologie et la thérapeutique de ces affections manquent néanmoins de cette uniformité de vues qui distingue en général les autres branches de l'art de guérir, et qui est une des meilleures preuves d'un véritable progrès, sinon toujours dans le traitement, du moins dans le diagnostic. C'est que la pathologie utérine, comme toutes les autres, peut-être même plus que les autres, a eu de célèbres rêveurs, dont la liste, commencée à Hippocrate, ne s'arrête pas encore à Lisfranc. La réputation des hommes ayant eu presque toujours le pas sur l'observation consciencieuse mais calme, a contribué à maintenir traditionnellement une foule d'erreurs contre lesquelles nous nous heurtons aujourd'hui, non-seulement dans le public, mais même dans nos discussions académiques. D'ailleurs, les qualités psychiques des malades le plus directement intéressés dans cette question, l'impressionnabilité très grande de leur imagination, leur esprit d'imitation, poussé souvent jusqu'au besoin involontaire de ressentir les souffrances éprouvées par d'autres, tout cela n'était pas fait le moins du monde pour dissiper les ténèbres et faire avancer le progrès. D'un autre côté, le charlatanisme ne pouvait pas perdre, surtout dans notre siècle, une si belle occasion. Toujours empressé d'offrir quelque nouveau genre de traitement ou quelque nouvel instrument, dont le principal résultat était, le plus souvent, d'attirer le public et d'égarer l'opinion des médecins, il contribuait à entretenir de plus en plus cet état de choses, à l'ombre duquel il se préparait ainsi d'excellents engrais pour ses récoltes.

Le moment nous semble être venu de nettoyer les étables d'Augias. Mais c'est une tâche bien difficile et laborieuse ; il y a déjà une dizaine d'années que nous avons tenté de l'entreprendre, et nous ne sommes pas encore, hélas ! près de la terminer. Cependant, en attendant qu'il surgisse un autre Hercule capable d'accomplir cette œuvre d'un coup, nous avons cru être agréable à nos confrères, en publiant partiellement, dans plusieurs mémoires, le résultat des premiers efforts qu'il nous a été permis de faire dans notre modeste position. Le mémoire que nous avons l'honneur d'offrir aujourd'hui à nos lecteurs est relatif *au rôle de la menstruation dans la pathologie et la thérapeutique.*

La direction imprimée depuis le commencement de ce siècle aux études physiologiques a enrichi la science de plusieurs importantes découvertes et promet encore de riches moissons pour l'avenir. Mais tandis que la médecine pratique en faisait déjà depuis longtemps son profit, elle était condamnée à flotter sans cesse entre les anciens errements et les hypothèses dans toutes les questions relatives à la menstruation. C'est que l'étude de la physiologie de cette fonction trop longtemps ég ligée n'a été réellement approfondie et mise au jour que dans ces dernières années. Les travaux de MM. Négrier, Pouchet, ainsi que les recherches publiées sur ce sujet par moi-même, ont rattaché définitivement la menstruation à l'ovulation des mammifères. Ce progrès une fois accompli, le moment nous a paru favorable de chercher à éclairer du flambeau de la physiologie la pathologie générale et la thérapeutique et c'est ce que nous avons tenté dans ce travail.

Tant que la menstruation a été envisagée comme le résultat d'un état pléthorique destiné à débarrasser l'économie de différents principes nuisibles, toutes les considérations pratiques reposaient exclusivement sur ce principe, et Dieu sait à quelles conséquences elles pouvaient souvent conduire ! Ainsi, à ce point de vue il était à peu près inutile de s'occuper du traitement de différentes affections chroniques de jeunes filles, dont le germe pouvait être, d'après la croyance générale, enlevé naturellement par l'apparition des règles. Favoriser cette apparition, c'était l'indication principale.

Par la même raison, dans chaque maladie aiguë il fallait compter beaucoup sur les secours de l'hémorrhagie menstruelle et la respecter. C'eût été s'exposer à compromettre sa précieuse influence que de chercher à conjurer la maladie par quelque traitement actif qui eût pu avoir pour effet d'arrêter les règles.

Comme conséquence de cette manière de voir, les accidents qui surviennent après la suppression brusque du flux menstruel ont été interprétés d'une manière fausse et on ne peut plus nuisible aux intérêts des malades. Tout récemment encore on a proclamé cette singulière opinion : que la suppression, retenant dans l'économie des principes nuisibles qui devaient être éliminés, pouvait occasionner de graves accidents par une espèce d'intoxication, intoxication que l'on a comparée à une sorte d'*empoisonnement par l'opium*.

En poursuivant le développement d'un faux principe, on était arrivé par la puissance de la logique à conclure que l'âge où cesse l'hémorrhagie menstruelle, fermant les portes de l'économie à cette élimination périodique d'éléments nuisibles, devait être la source d'une foule de maladies graves et l'on a gratifié cette période de la vie des femmes du titre alarmant d'*enfer des femmes*.

Enfin, par une bizarrerie assez singulière, cette même évacuation que l'on considérait comme devant rendre tant de services à l'économie en santé et pendant les maladies, a été regardée comme funeste à la santé des enfants nourris par des nourrices menstruées !

Toutes ces questions sont très-importantes et il était vraiment impossible de les laisser plus longtemps dans l'obscurité sans essayer d'y faire pénétrer la lumière de l'observation, appuyée sur les découvertes physiologiques récentes. Nous avons pensé qu'il était temps de rompre complétement avec les raisonneurs et de n'écouter que les renseignements de l'observation clinique recueillis avec l'entière indépendance de l'esprit et sans aucune idée préconçue ; c'est le seul moyen, d'ailleurs, de donner une certaine valeur, aux yeux des gens sérieux, aux opinions que l'on exprime.

Voici les principales conclusions de nos recherches sur ce sujet :

1° L'hémorrhagie menstruelle est une fonction inhérente à l'ovulation chez la femme et constitue un de ses caractères les plus constants. Son origine n'est pas du tout traumatique, comme on paraît disposé à le croire, elle est aussi vitale que l'acte de l'ovulation lui-même. Cet acte est en même temps accompagné d'un certain degré de surexcitation nerveuse qui rend généralement les femmes plus disposées aux différents troubles de l'innervation pendant les époques des règles.

2° Les époques menstruelles ne paraissent réellement posséder aucune puissance critique par rapport aux différentes maladies soit antérieures, soit postérieures à l'époque de la première éruption des règles. Elles semblent particulièrement n'avoir aucune influence favorable sur la marche ou l'intensité des affections aiguës et à plus forte raison sont-elles loin de pouvoir les juger. Dans plusieurs circonstances bien constatées leur influence est au contraire évidemment nuisible aux états morbides qu'elles accompagnent.

3° L'orgasme nervoso-sanguin qui caractérise les époques des règles peut-être considéré comme une des causes favorisant des souffrances et le développement de différentes affections des organes génitaux de la femme ; il exerce même généralement sur elles une influence défavorable.

Les affections de l'utérus sont, par cette raison, en général plus communes à mesure qu'on avance dans la période menstruelle de la vie ; elles sont au contraire plus rares et marchent moins rapidement après la cessation définitive des règles. Si on a supposé le contraire jusqu'à présent, cela provient uniquement de l'appréciation erronée des faits, sous l'influence des idées dominantes sur la nature de la menstruation.

4° Les époques menstruelles, grâce à l'élément nerveux qui les caractérise, constituent en même temps une des causes prédisposantes des névroses. Souvent alors des causes à peine apparentes suffisent pour faire éclater ces névroses chez des personnes qui n'en ont jamais éprouvé de symptômes. Chez d'autres qui étaient déjà malades, les époques des règles amènent fréquemment des rechutes ou aggravent les accidents ordinaires.

5° La nature des accidents survenus après la suppression brusque des règles dépend, non de la suppression de l'hémorrhagie, mais de la nature des causes qui l'ont occasionnée ; la thérapeutique de ces accidents ne doit, par conséquent, puiser dans la suppression de l'hémorrhagie que des indications tout à fait accessoires.

6° L'âge de la cessation des règles, loin d'amener à sa suite des accidents pléthoriques comme on l'a cru jusqu'à présent, produit plutôt plus ou moins d'appauvrissement dans les globules de sang, et fait naître surtout très-souvent des accidents nerveux appartenant à la forme décrite sous le nom de *névropathie protéiforme*.

7° Les maladies aiguës fébriles qui débutent peu de temps avant l'époque présumée des règles ne les empêchent pas généralement de revenir à leur époque ordinaire. Quelquefois même, sous l'influence de la fièvre, le flux menstruel peut devancer son époque de quelques jours, comme cela se voit surtout dans les fièvres éruptives et particulièrement dans la variole et l'érysipèle de la face.

8° Lorsqu'une affection fébrile aiguë a débuté peu de temps

après ou quelques jours avant une époque des règles, et qu'il a fallu recourir à des émissions sanguines plus ou moins abondantes et à une diète prolongée, le flux menstruel de l'époque suivante, manque ordinairement complétement, ou il est moins abondant et dure moins de temps que d'habitude.

9° Le caractère aposthénisant, propre en général à toutes les formes de la fièvre typhoïde, semble suffire à lui seul pour expliquer l'absence presque constante des règles dans une période avancée de cette maladie. L'aménorrhée peut, dans ce cas, se prolonger pendant quelques mois consécutifs, jusqu'au retour complet des forces et ne paraît pas du tout être subordonnée au genre de traitement qui a été mis en usage.

10° Dans les maladies chroniques caractérisées par l'épuisement des forces ou l'appauvrissement des globules du sang, l'aménorrhée constitue la règle générale. L'ignorance seule ayant confondu quelquefois l'effet avec la cause, a pu espérer la guérison de ces maladies après le retour du flux menstruel. Les médecins éclairés ne doivent jamais oublier au contraire, que pour espérer le retour des règles, il faudrait avant tout guérir, s'il est possible, les affections chroniques qui sont la cause de l'aménorrhée.

11° A part une légère diminution dans les proportions de la crême, laquelle paraît être d'ailleurs inoffensive, les époques menstruelles ne font éprouver aucune altération sensible au lait des nourrices qui sont réglées. D'un autre côté, des nourrices menstruées peuvent élever des nourrissons très-bien portants et bien constitués ; donc il ne serait pas juste de refuser une nourrice par cette seule considération qu'elle continue à avoir ses règles, à moins que, si étant déjà naturellement très-impressionnable, on craignait chez elle, avec raison, les effets de la surexcitation nerveuse qui accompagne souvent les époques menstruelles.

# DU ROLE

# DE LA MENSTRUATION

## DANS LA PATHOLOGIE ET LA THÉRAPEUTIQUE.

## PREMIÈRE PARTIE.

### Maladies antérieures à la première éruption des règles.

Si l'on en croyait les anciens auteurs, l'établissement de la menstruation jouirait vraiment de vertus prodigieuses comme puissance thérapeutique, car on lui attribuait le pouvoir de dissiper bien des états pathologiques propres à l'enfance. Cette manière de voir est encore assez accréditée aujourd'hui dans le monde, voire même parmi les médecins. Mais ce qu'il ne faut pas perdre de vue, c'est que, jusqu'à présent, on n'a jamais encore cherché à éclairer cette question par une observation rigoureuse des faits, condition que l'on impose aujourd'hui, avec raison, à tout observateur qui veut faire accepter son opinion.

Pour procéder avec un peu de sévérité, il faut d'abord être bien pénétré d'une chose, c'est que l'apparition des règles n'est pas le seul phénomène qui caractérise l'époque de la puberté, mais que d'autres changements considérables s'opèrent simultanément dans toute la constitution, et pourraient déjà rendre compte de certaines modifications favorables dans les différents états morbides. Il n'est même pas rare de rencontrer de semblables modifications de la constitution à l'âge correspondant, chez le sexe qui n'est pas assujetti à la menstruation.

D'un autre côté, il y a encore une autre source d'erreurs

contre laquelle il faut nous prémunir, si nous voulons arriver à des conclusions justes. Bien des fois, en effet, on attribuait trop facilement à l'influence favorable des règles la disparition de certains troubles fonctionnels qui n'ont fait que coïncider avec l'*aménorrhée* et dépendaient comme elle de certaines conditions pathologiques qui leur étaient communes. Rien de plus naturel, dans ce cas, que de voir la menstruation s'établir, par suite d'un traitement bien dirigé, après la disparition des conditions organiques qui lui étaient contraires; mais ce serait évidemment prendre l'effet pour la cause que d'attribuer à l'influence des règles la disparition de ces conditions ainsi que celle des différents troubles fonctionnels qui en résultent.

Ces réserves étant faites, examinons les principales affections des jeunes filles par rapport à la menstruation.

A. *Chlorose.*—Ce qui frappe surtout chez les chlorotiques, c'est que, comme on le dit vulgairement, elles ont de la peine à *se former*, c'est-à-dire qu'elles sont relativement en retard pour l'époque de la première éruption des règles. Que l'on examine dans notre climat un certain nombre de chlorotiques de quatorze à quinze ans, et l'on en trouvera fort peu qui soient déjà menstruées. D'un autre côté, que l'on interroge des femmes atteintes de chlorose sur l'époque de la première menstruation, et l'on ne tardera pas non plus à se convaincre qu'elles ont été généralement réglées après l'âge qui représente la moyenne de l'époque de la première menstruation. C'est que la chlorose est du nombre de ces affections pour lesquelles l'économie semble longtemps conserver des dispositions quand on les a eues une fois, et qu'il est vraiment rare de rencontrer des exemples de chlorose chez des femmes adultes sans qu'elles n'en eussent déjà montré les symptômes étant plus jeunes.

Ayant noté l'âge de la première éruption des règles chez quinze femmes chlorotiques à l'hôpital de la Charité, appartenant toutes par conséquent à la même classe de la société, nous n'en avons trouvé que deux qui ont commencé à être réglées à treize ans, deux à quatorze ans, une à quinze ans, quatre à seize, trois à dix-sept, une à dix-huit, une à dix-huit et demi, et une à dix-neuf ans, ce qui donne pour moyenne l'âge de 15,93, ou environ seize ans. D'après nos recherches statistiques faites sur un grand nombre de femmes, l'âge de quatorze ans et demi ou 14,515 peut être considéré comme la moyenne de l'époque de la première éruption des règles en France (1). Il en résulterait donc que les jeunes filles chlorotiques seraient réglées, terme moyen, près d'un an et demi plus tard que celles en bonne santé. Ce retard, qui constitue un des symptômes les plus constants de la chlorose des jeunes filles, est-il lui-même l'effet des dispositions dynamo-organiques qui constituent la chlorose, ou bien, serait-il, comme le pensent la plupart des gens du monde et comme le ferait supposer encore la pratique de bien des médecins, la cause des troubles fonctionnels chez les chlorotiques? C'est ce qu'il importe d'examiner. La solution de ce problème a une immense portée thérapeutique. Il ne s'agit, en effet, ni plus ni moins que de savoir si chez les jeunes chlorotiques on peut laisser de côté les préoccupations relatives à la menstruation et ne s'occuper que de l'appauvrissement des globules du sang, qui constitue la principale lésion anatomique de cette affection, ou bien, s'il faut au contraire laisser de côté les données d'anatomie et de chimie moderne pour concentrer tous ses efforts à aider la nature à l'établissement des règles. Cette dernière manière de voir, sortie des premières écoles vitalistes, a été généralement adoptée par les médecins jusqu'au commencement de ce siècle. Appliquer des sangsues aux cuisses, pratiquer la saignée du pied, prescrire des bains de pieds irritants ou des sinapismes, ordonner enfin une foule de ces médicaments légués à la thérapeutique par l'empirisme de tous les siècles, comme jouissant de vertus emménagogues, c'était ce que les médecins croyaient autrefois devoir faire en premier lieu. Dans leur opinion, la nature médicatrice pouvant suffire à tout, il n'y avait qu'à l'aider et à faire tous ses efforts pour faire venir les règles qui devaient servir de *crise* et *juger* les accidents chlorotiques.

Mais l'expérience a prouvé depuis que cette prétention des vitalistes, malgré son apparence de modestie, nous pourrions même dire d'humilité, n'était rien moins qu'ambitieuse. En effet, à l'époque dont nous parlons, on ne savait encore rien de précis sur le rôle assigné par la nature à la menstruation au milieu des autres fonctions de l'économie. Comment, par

(1) *De la Puberté et de l'âge critique*, etc., p. 8.

conséquent, oser prétendre qu'on peut aider et même en quelque sorte diriger les efforts de la nature, quand on ignore complétement ce que la nature veut et où elle veut marcher?

Depuis les travaux de MM. Négrier, Jones, Paterson, Montgomery, et surtout depuis nos propres recherches et celles de M. Pouchet, il est péremptoirement établi que le fait capital de la menstruation consiste dans un travail physiologique qui se passe principalement dans les ovaires, par suite duquel un ovule arrive périodiquement à la maturité. A chaque époque menstruelle, il s'opère des modifications importantes dans les follicules de Graaf, ainsi que dans la matrice, en vue de faciliter le passage de l'ovule, et d'offrir les conditions les plus favorables à sa fécondation. C'est ce qui constitue la *ponte spontanée* des mammifères. L'hémorrhagie n'en est qu'un des épisodes; peu marquée sur la plupart des femelles des mammifères, elle acquiert sans doute plus d'importance chez la femme, et mérite d'être prise en considération, mais elle ne constitue pas moins un phénomène subalterne des époques menstruelles.

Ainsi, en supposant même que le principe des vitalistes fût fondé dans d'autres circonstances, il n'en est pas moins vrai qu'il a reçu ici une très-fausse application. Il est, en effet, bien évident que, s'il nous est permis de nous flatter de pouvoir quelquefois seconder les tendances de la nature, nous ne pourrions la seconder dans l'espèce qu'en favorisant la maturité des ovules, mais non en nous efforçant de provoquer l'hémorrhagie, qui n'en est que la conséquence, et qui serait venue ensuite d'elle-même. De quelle utilité peuvent être alors tous les prétendus emménagogues? Leur nullité, sous ce rapport, nous a été d'ailleurs parfaitement démontrée par des expériences faites dans l'espèce humaine et sur les femelles des mammifères.

Chez les jeunes filles chlorotiques, les follicules de Graaf sont très-bien développés, et leur nombre est proportionné à l'âge.

Tout porte à croire qu'il doit en être de même des ovules; si ces organes n'ont pas encore atteint le dernier degré de maturité nécessaire, ils n'y arriveront que lorsqu'on aura relevé l'énergie vitale de l'économie, à moins d'excitations directes, comme cela se voit assez souvent à la suite du mariage, conseillé déjà autrefois comme remède, et qui peut être en effet considéré en cette circonstance comme un des meilleurs emménagogues.

L'expérience clinique prouve, d'un autre côté, que partout où l'on rencontre les conditions anatomiques de la chlorose (appauvrissement des globules du sang), elles sont suivies de près de l'appauvrissement des règles ou même de l'aménorrhée. Ainsi, dans toutes les affections aiguës graves, lorsque l'économie a été profondément affaiblie, soit par la nature de l'affection, soit par suite d'un traitement débilitant, tel que des saignées abondantes et répétées, une diète prolongée, etc., les règles suspendent ordinairement leur cours jusqu'au retour des forces, et se font attendre pendant deux ou trois mois, quelquefois même davantage.

Dans la chlorose même, ce n'est point par le trouble des règles que les choses débutent. Le plus souvent, la maladie a fait déjà d'assez notables progrès avant qu'on s'aperçoive encore d'un dérangement du côté de la menstruation, et il n'est même pas du tout commun d'observer une aménorrhée complète chez les chlorotiques. Le plus souvent les règles continuent encore pendant quelque temps au début de la chlorose, seulement elles viennent peu régulièrement, se suppriment pendant deux ou trois mois pour venir plus tard disparaître de nouveau pendant quelque temps, et ainsi de suite. Le sang des règles devient en même temps de plus en plus pâle, et diminue progressivement de quantité avant de disparaître complétement.

S'il fallait encore d'autres preuves pour démontrer que les troubles de la menstruation sont l'effet et non la cause de la chlorose, nous pourrions citer des exemples authentiques de chlorose chez l'homme rapportés par plusieurs observateurs distingués (1). Enfin, nous pourrions ajouter qu'ayant noté chez cinquante femmes la nature des accidents éprouvés par suite d'une suppression plus ou moins brusque des règles, nous n'avons pas vu une seule fois que cette suppression ait occasionné la chlorose.

Il résulte de tout ce qui précède, que non-seulement les règles ne *jugent* point les accidents chlorotiques chez les jeunes

(1) Lisez particulièrement sur ce sujet, une thèse pleine d'intérêt soutenue par M. le docteur Uzac : *De la Chlorose chez l'homme*, Paris, 1853; chez J.-B. Baillère.

filles, mais que les retards, que l'on remarque alors fréquemment, sont entièrement sous la dépendance de la chlorose et que les meilleurs emménagogues à leur opposer seront les moyens que l'expérience a démontrés être les plus efficaces contre cette maladie. De tous les médicaments, le fer mérite, sans contredit, la préférence, et particulièrement les préparations protoxydées, plus toniques et moins astringentes que les composés péroxydés. Le fer, réduit par l'hydrogène, d'après le procédé de MM. Quevenne et Miquelard, offrant plus de garantie par sa pureté et ayant l'avantage d'être insipide, doit être placé en première ligne (1).

Cependant, il y a des jeunes filles dont l'estomac ne peut supporter aucune préparation de fer, tout au plus quelques eaux minérales. Dans ce cas, nous nous sommes souvent très-bien trouvé de l'usage de la graine de moutarde blanche donnée à la dose de trois cuillerées par jour.

Enfin, nous ne pouvons passer sous silence un moyen qui nous a toujours admirablement réussi, surtout appliqué conjointement avec les précédents, nous voulons parler de lotions d'eau froide pratiquées chaque matin sur toute la surface du corps. Immédiatement après chaque lotion, les jeunes malades doivent être essuyées et frottées avec des serviettes sèches pour activer la circulation, etc., faire ensuite une promenade à pied pendant environ une heure. Inutile de faire observer que, toutes les fois qu'il y aura possibilité, l'hydrothérapie appliquée plus en grand dans un établissement *ad hoc*, rendra d'immenses services.

B. *Scrofules*. — Il est hors de doute qu'on voit très-souvent les jeunes filles scrofuleuses être débarrassées de symptômes de cette affection à l'époque de la puberté. Mais ce fait, une fois constaté, prouve-t-il déjà l'influence favorable de la menstruation sur les écrouelles? Non certainement. Une semblable amélioration dans la marche de l'affection scrofuleuse s'observe également, à pareille époque de la vie chez les garçons. Comme le dit fort bien Baudelocque « la même raison qui fait que les écrouelles se développent facilement et rapidement dans

(1) Voyez une excellente Note sur les préparations de fer, que M. Quevenne a eu l'extrême obligeance de nous donner pour notre ouvrage : *De la Puberté*, etc., p. 252.

l'enfance, difficilement et lentement dans l'âge adulte, fait aussi qu'elles guérissent plus rapidement et plus sûrement dans l'enfance, plus lentement et plus difficilement dans l'âge adulte. La guérison n'est complète, dit-il, que quand les molécules qui composent tous les organes ont été remplacées par des molécules de meilleure qualité. Plus la nutrition sera active, plus le mouvement de composition et de décomposition sera rapide, plus vite la guérison s'opérera (1). »

L'époque de la puberté, où la nature met la dernière main à l'organisation, étant précisément celle du plus haut degré d'activité dans la nutrition, doit tout naturellement compter un grand nombre de guérisons spontanées des écrouelles.

Ce résultat sera obtenu par les seules ressources de la nature, toutes les fois que les jeunes filles se trouveront placées dans des conditions favorables. Dans des cas contraires, grâce à cette activité de la nutrition, l'affection scrofuleuse ne ferait que s'aggraver davantage et continuerait ses ravages même après l'éruption des règles.

L'époque de la puberté n'est pas, d'ailleurs, la seule où l'on observe les exemples de guérison spontanée de certaines affections chroniques. Baumes avait déjà remarqué que tous les grands développements de la machine s'accompagnent d'une grande amélioration ou d'une grande détérioration dans la santé.

Mais si les règles ne paraissent avoir par elles-mêmes aucune influence sensible sur la marche de l'affection scrofuleuse antérieure à leur première éruption, il n'en est pas de même de l'influence des scrofules sur la menstruation.

« Les organes de la génération, dit Baumes, sont véritablement soumis à l'influence du vice scrofuleux, puisqu'on voit que ceux qui sont disposés aux écrouelles, ou qui sont affligés de ce mal, dénotent de très-bonne heure des témoignages de virilité, ou du moins sont doués d'une salacité remarquable.

« Les mamelles et les ovaires doivent recevoir chez les filles l'action vive et déterminée qui, dans les garçons, se porte sur les testicules. Ce phénomène se remarque, en effet, mais ainsi qu'il se passe dans la dentition, la puberté, quoique pré-

(1) *Etudes sur les causes, la nature et le traitement de la maladie scrofuleuse*. Paris, 1834.

maturée pour les scrofuleux, forme une période longue et orageuse, elle commence bien tôt et finit très-tard. La menstruation s'établit péniblement, et le sang des règles, qui sort en petite quantité, donne un liquide mal assimilé et dans lequel on trouve à l'examen beaucoup de substance muqueuse (1). »

Ayant examiné, en 1840, un certain nombre de femmes scrofuleuses à l'hôpital Saint-Louis, nous en avons trouvé pas mal qui n'ont été réglées qu'à dix-sept et même dix-huit ans. Chez deux jeunes filles de seize ans, il n'y avait encore aucun prodrôme menstruel ; chez celles qui étaient déjà réglées, la menstruation avait ordinairement une marche assez irrégulière ; cependant à côté de ces femmes, nous en avons noté d'autres, en très-petit nombre, il est vrai, qui ont été déjà réglées à treize ou quatorze ans. Ces dernières offraient néanmoins comme les premières, de grandes irrégularités dans la marche de la menstruation.

Tout récemment, nous avons prié M. Albert Munilla, élève des hôpitaux de beaucoup d'espérance, de nous prendre de nouveau des notes à l'hôpital Saint-Louis sur l'époque de la première éruption des règles chez des femmes scrofuleuses atteintes de lupus. Le résultat de ces observations est entièrement conforme à celui que nous venons de faire connaître. Sur vingemmes que M. Munilla a interrogées, sept n'avaient pas encore été menstruées; quatre d'entre elles étaient cependant âgées de quinze ans, et les trois autres de dix-sept ans. Sur treize femmes déjà réglées, il y en avait une qui n'a été réglée pour la première fois qu'à dix-neuf ans, deux à dix-huit ans, trois à dix-sept ans, une à seize et demi, une à seize, deux à quinze, une à quatorze, une à treize et une à douze ans.

En supposant que les sept filles non menstruées soient réglées dans un an, nous pourrions, en ajoutant une année à l'âge actuel de chacune d'elles, former un tableau composé de vingt femmes scrofuleuses qui nous donnerait l'âge de 15,80 ans, ou près de seize ans comme la moyenne de l'époque de la première éruption des règles chez les femmes affectées de scrofules.

(1) *Œuvres médic.*, ou *Recueil de prix en diverses Académies*, par Baumes; 1789, t. I, p, 41.

C. *Déviations rachitiques dans la colonne vertébrale.* — Beaucoup d'observateurs distingués ont remarqué que les déviations de l'épine débutent souvent à l'époque de la première éruption des règles. Cette coïncidence a paru même si fréquente, qu'on n'a pas hésité à considérer l'apparition des menstrues comme une des causes occasionnelles des difformités de la taille. Très-souvent même, lorsque la déviation de l'épine préexiste à l'époque de la première éruption des règles, elle reçoit généralement une influence défavorable de la part de cette nouvelle fonction, et on l'a vu même quelquefois faire alors de très-rapides progrès. Chose remarquable, la même influence fâcheuse que nous venons de signaler s'observe encore à d'autres époques de la vie caractérisée également par une activité plus grande des organes de la génération. Ainsi, par exemple, on a remarqué que les déviations de la taille devenaient souvent plus graves ou du moins plus considérables à la suite de couches.

« Tout travail particulier, a dit Baumes, qui occupe assez puissamment les forces de la vie, fait toujours une distraction de l'action nécessaire pour le développement de quelque importante fonction. » Ne serait-il pas possible de se rendre ainsi compte de l'aggravation des difformités de la taille à côté de l'élévation de l'orgasme vital des organes sexuels, en admettant que cet orgasme porte de la distraction à d'autres systèmes de l'économie, et qu'il nuit particulièrement au développement des systèmes musculaire et osseux, peut-être même à celui du système nerveux qui jouent tous un rôle si important dans l'étiologie de différentes espèces de déviation de l'épine dorsale?

Quant à l'influence des difformités de la colonne sur la menstruation, elle ne peut pas non plus être mise en doute. Voici ce que dit à ce sujet un des plus célèbres chirurgiens de notre époque, qui a su donner une énergique impulsion à la science orthopédique.

« L'expérience nous a appris, dit Delpech, que, en général, les jeunes personnes du sexe qui sont atteintes de difformités de l'épine, sont réglées de bonne heure et à une époque où le développement du corps est loin d'être complet ; que même l'évacuation a quelque chose d'exagéré, soit pour la fréquence de son retour, soit pour sa durée, soit pour la quantité du sang perdu, soit par les effets débilitants qu'elle laisse après elle. Il est rare, en effet, qu'un traitement, s'il est efficace, s'il produit évidemment une amélioration réelle et sensible, ne supprime pas bientôt cette fonction intempestive. L'observation a dû être plus remarquable pour nous que pour tout autre, parce que nos malades ne sont pas condamnés à un repos aussi rigoureux, et que, si le phénomène eût été un défaut, les exercices que l'on pratique chez nous auraient dû nous en affranchir. Mais une observation plus remarquable encore, poursuit le célèbre professeur de Montpellier, est que de jeunes personnes, que des règles anticipées et démesurées tenaient dans un état de maladie, lequel provenait manifestement de leur organisation, ont acquis une santé bien plus solide, se sont fortifiées en s'affranchissant d'un aussi puissant motif de débilité. Après la restauration des formes et des forces, après le développement entier du corps et de la constitution, les règles se sont rétablies sans provocation artificielle : nous n'avons eu garde d'en pratiquer aucune; nous en avons été détourné par l'amélioration progressive de la santé et par la démonstration bien complète que la fonction supprimée n'était qu'une déperdition onéreuse. Cet établissement intempestif d'une fonction déplacée tient-il à l'éducation molle qu'ont reçue en général les jeunes personnes déformées, ou bien faudrait-il admettre que des changements apportés à l'état normal de la moelle épinière, à l'occasion des difformités de l'épine, donnent une activité démesurée aux organes sexuels? ou bien cette même activité proviendrait-elle de l'altération des autres organes intéressés dans ces difformités et agissant sympathiquement sur les organes sexuels? Quelle que soit la vraie, dit Delpech, parmi ces suppositions, il n'en découle pas moins la conséquence du besoin de surveiller les enfants des deux sexes par rapport au vice ruineux auquel les mêmes circonstances peuvent les conduire, et qu'il serait plus important que jamais de prévenir ou de corriger en pareil cas (1). »

L'observation de Delpech se trouve confirmée par celle de tous les orthopédistes de nos jours. D'après les renseignements qui nous ont été fournis en 1840 par un orthopédiste des plus distingués, que nous regrettons sincèrement de ne plus comp-

(1) *De l'Orthomorphie par rapport à l'espèce humaine*, 1824, tome I, p. 368.

ter aujourd'hui au nombre de nos amis, la loi posée par Delpech ne souffre que de fort rares exceptions. Celles-ci auraient lieu surtout lorsque la principale courbure de la déviation, occupant la région lombaire, peut modifier l'influence de la cause générale, par la gêne que peut apporter le déplacement consécutif des principaux troncs artériels à la circulation du sang dans les organes sexuels internes. Dans ce cas, il n'est pas rare de voir la menstruation difficile, ou même une aménorrhée complète en dehors de l'influence du traitement.

De tout ce qui précède, nous pouvons tirer les conclusions suivantes : il n'est pas douteux que les diathèses morbides qui donnent naissance aux principales affections chroniques de jeunes filles, telles que la chlorose, les scrofules, le rachitisme, exercent une influence plus ou moins sensible sur l'époque de la première éruption des règles. La chlorose, comme les scrofules, élève d'environ dix-huit mois le chiffre qui correspond à la moyenne de la première menstruation ; cependant les ovaires offrent dans ces affections toutes les apparences d'un développement normal en rapport avec l'âge ; il semble qu'il ne leur manque qu'un certain degré d'excitation nécessaire pour la maturité des ovules, et que celle-ci se fait attendre plus longtemps que d'habitude.

L'influence du rachitisme est tout à fait opposée. Au lieu de la retarder, la diathèse rachitique rend la menstruation plus précoce. Depuis longtemps déjà on a remarqué que les hommes rachitiques éprouvent généralement une grande propension pour l'onanisme et le sexe. La coquetterie, souvent poussée jusqu'au ridicule, qu'on remarque chez la plupart des femmes atteintes de difformités de la taille, pourrait bien ne pas être autre chose, du moins dans beaucoup de cas, que l'expression déguisée des instincts de la même nature. La précocité des menstrues chez les jeunes filles rachitiques ne serait donc en quelque sorte que la consécration anatomique et physiologique de la même loi, et viendrait prouver une fois de plus l'action stimulante de la diathèse rachitique sur les organes sexuels.

Quant à l'influence de la menstruation sur les maladies préexistantes, elle est évidemment nulle dans la chlorose et les scrofules. Les jeunes filles atteintes de ces affections peuvent finir par être réglées tant bien que mal sans en être guéries. L'apparition des règles est loin de servir de crise salutaire à ces maladies.

Les jeunes filles rachitiques, déjà naturellement assez délicates, ajoutent souvent par l'hémorrhagie menstruelle un élément de plus pour augmenter la faiblesse de la constitution et aggraver ainsi quelquefois les difformités naissantes. Mais si l'influence de la menstruation paraît ici plus manifeste, on voit néanmoins que, loin de *juger* la maladie, la pre mière éruption des règles lui devient plutôt défavorable.

Les rapports de la première menstruation avec les maladies préexistantes étant bien déterminés, nous pouvons nous livrer avec fruit à des considérations pratiques sur l'emploi des emménagogues aux approches de la puberté et préciser leurs indications.

Tant que la menstruation a été envisagée comme une fonction purement éliminatoire destinée à ouvrir les portes de l'économie à quelque chose de nuisible ou du moins de superflu, il était tout naturel que l'on se fût beaucoup préoccupé de l'arrivée des premières règles ; mais depuis que nous avons démontré par nos travaux que la menstruation n'est qu'un mode d'application à l'espèce humaine d'une loi générale qui assujettit les femelles des animaux à une ponte périodique et spontanée, ces idées ne peuvent plus demeurer dans la science. Il ne peut pas y avoir plus de motifs, au point de vue médical, pour provoquer la menstruation, qu'il n'y en a en médecine vétérinaire pour provoquer les époques du rut. Pott, Morgagni (1), Lisfranc (2), M. Renauldin (3), rapportent des exemples de femmes qui n'ont jamais été réglées, et d'autres qui ne l'ont été que pendant peu d'années de la période menstruelle de leur vie. Toutes ces femmes ont néanmoins joui d'une parfaite santé, sans jamais avoir éprouvé quoi que ce fût qu'on pût attribuer à la non-élimination de quelque matière *peccante* par la voie des menstrues. Ces femmes manquaient tout bonnement d'ovaires, ou les avaient complétement atrophiés, et l'on sait que cet état, à part l'aménorrhée et la stérilité, qui en sont des conséquences forcées, n'amène aucun inconvénient pour la santé générale. On peut

(1) *De Sedibus*, lettre 46.
(2) *Maladies de l'utérus*, par Pauly.
(3) Séance de l'Académie de médecine du 8 février 1826.

donc conclure d'une manière générale qu'il est tout à fait inutile de faire quoi que ce soit pour provoquer la menstruation chez les jeunes filles qui jouissent à côté de cela d'une bonne santé. Souvent le retard peut tenir alors, comme nous l'avons vu, à certaines dispositions héréditaires qui se transmettent des mères à leurs filles. Les emménagogues les plus réputés manqueraient, par conséquent, leur but, ou même pourraient produire quelques désordres dans la santé restée jusqu'alors bonne. Ainsi, dans ces cas mêmes, il vaut mieux attendre, comme le dit Morgagni, et ne rien provoquer, de crainte de retarder peut-être par nos remèdes intempestifs une fonction que la nature établit un peu plus tard (1). »

Les retards occasionnés par la chlorose et les scrofules n'ont besoin d'autres emménagogues que des moyens les plus propres pour combattre ces affections. Sous ce rapport, le fer réduit de M. Quevenne et les excellentes préparations d'iodure de fer de M. Gille occupent incontestablement le premier rang.

Chez les sujets rachitiques, il sera bon de surveiller l'état de la colonne vertébrale aux approches de la puberté, et si l'on s'aperçoit d'un commencement de difformité, au lieu d'attendre les bienfaits imaginaires de la prochaine éruption des règles, il faut se hâter de soumettre les jeunes filles à un traitement orthopédique bien dirigé. D'un autre côté, mettant à profit ce que nous apprend l'observation relativement à l'influence du rachitisme sur les organes sexuels, il sera fort important de surveiller attentivement les jeunes personnes qui offrent les caractères de cette diathèse, afin de pouvoir écarter d'elles, à temps, d'autres dangers qui augmenteraient encore la faiblesse de leur constitution, et ne pourraient que favoriser les progrès du rachitisme.

Voilà ce que l'état actuel de nos connaissances physiologiques sur la menstruation, voilà ce que l'observation clinique et l'expérience de vingt-deux années de pratique médicale nous ont appris relativement à l'indication des emménagogues aux approches de la puberté.

Toutefois nous sommes loin de prétendre qu'il n'y ait jamais de cas, dans la pratique, où il ne soit vraiment nécessaire de chercher à favoriser l'éruption des menstrues chez les jeunes filles. L'observation clinique nous apprend que l'ovu-

(1) *De Sedibus*, lettre 47.

lation peut arriver à la dernière phase qui caractérise les époques menstruelles sans donner lieu à l'hémorrhagie. Quelquefois même l'hémorrhagie menstruelle a déjà eu lieu, et se répète régulièrement chaque mois dans la cavité de la matrice qui en est la principale source, mais des obstacles mécaniques de différente nature empêchent l'écoulement du sang au dehors. Cette anomalie occasionne, la plupart du temps, de très-grandes souffrances et pourrait entraîner la mort sans l'intervention de l'art qui, heureusement, dispose d'assez nombreux moyens chirurgicaux pour triompher des obstacles et donner une libre issue au sang menstruel.

D'autres fois, il n'y a aucun obstacle mécanique dans les organes sexuels, mais par des circonstances difficiles à déterminer, contrairement à ce qui se voit ordinairement, les modifications physiologiques de la circulation qu'on remarque dans ces organes à l'époque de la rupture spontanée des follicules de Graaf, au lieu d'aller jusqu'à l'hémorrhagie, s'arrêtent au degré de congestion. Le molimen menstruel dépourvu ainsi de sa crise naturelle, peut, à force de se répéter, donner lieu à un véritable engorgement de l'utérus ou occasionner des troubles sympathiques du côté d'autres organes plus ou moins éloignés.

Dans des cas de ce genre, qu'un médecin expérimenté pourra diagnostiquer facilement, il sera bon, quelquefois même il sera urgent de favoriser les règles par des saignées révulsives.

Autrefois, c'était un grand sujet de discussion que celui de savoir où il fallait pratiquer la saignée. Etmuller préferait la saignée du bras. La saignée du pied ne convenait, selon ce célèbre médecin, que tant que les vaisseaux qui fournissent le sang menstruel restaient ouverts ; « elle ne provoquera jamais, disait-il, le flux menstruel, à moins qu'il n'ait déjà commencé à couler, ou qu'il n'ait été soudainement arrêté par le froid, ou par quelque crainte imprévue. » Il pensait qu'en saignant du pied, les vaisseaux menstruels n'étant pas encore ouverts, on ne pouvait qu'augmenter la congestion.

Mais, comme l'a déjà fait très-bien observer Freind, « le raisonnement d'Etmuller est si peu conforme à la physique médicinale qu'il n'y a personne qui puisse s'imaginer que plus les vaisseaux sont pleins de sang, et moins ils sont disposés à céder à son issue. Que si la saignée au pied est censée exciter les menstrues qui coulent déjà et les rappeler quand elles sont arrêtées, pourquoi ne les excitera-t-elle pas aussi lorsqu'elles sont interceptées hors du temps de leur écoulement (1)? »

Aujourd'hui, où l'on semble se préoccuper particulièrement des effets antiphlogistiques ou déplétifs de la saignée, on ne pratique que rarement la phlébotomie au pied. Cependant, des observations microscopiques faites avec beaucoup de soin ne permettent pas de douter des effets révulsifs des émissions sanguines, et condamnent même jusqu'à un certain point l'habitude qu'on a prise trop généralement de pratiquer indifféremment la saignée au bras.

« Quand les perforations intéressent les capillaires, dit M. Frédéric Dubois, si ces courants sont tels qu'ils ne laissent passer qu'un seul globule de front, ils s'échappent en fusées, en tourbillons, mais sans accélération bien distincte; que si le capillaire perforé peut livrer passage à plusieurs globules de front, ceux-ci s'échappent avec rapidité, et souvent on peut voir de la manière la plus positive les globules *accourir de tous les côtés dans un sens rétrograde vers l'ouverture artificielle.* C'est évidemment en petit ce qu'on observe quand après avoir ouvert une grosse veine du pied on vient à plonger le membre dans un bain (2). »

Cette démonstration de l'ancienne théorie de révulsion, déjà largement développée sur des principes de l'hydraulique par Stahl et ses élèves (3), ne semble-t-elle pas autoriser à préférer, dans le cas qui nous occupe, la saignée du pied à la phlébotomie du bras? L'ouverture d'une veine au pied ne semble-t-elle pas réunir ici deux avantages: détourner le sang de l'utérus trop fortement congestionné et lui imprimer en même temps une direction de plus en harmonie avec celle que prend naturellement l'hémorrhagie menstruelle? Ce sont ces considérations qui nous ont engagé à recourir plutôt à la saignée du pied dans quelques cas rares, de cette espèce, qui se sont offerts à notre observation; les résultats que nous avons obtenus sont assez encourageants pour que nous croyions devoir la recommander aux praticiens.

(1) Freind, *Emménologie*, trad. par Devaux, 1730.
(2) *Prélecons, de Pathologie expérimentale*, Paris, 1841.
(3) Daniel Beybel, *De venæ sectione*, dissert. de Stahl.

## DEUXIÈME PARTIE.

### Maladies postérieures à la première menstruation.

Jusqu'à présent nous avons étudié les changements que pouvait amener dans l'organisme l'établissement de l'ovulation, fonction inconnue dans les premières années de la vie; nous avons cherché, en même temps, à savoir quelle influence pouvaient avoir sur l'époque de l'établissement de cette fonction les différents états morbides particuliers à l'enfance. Dans cette partie-ci, nous changeons naturellement de point de vue. Nous ne comprendrons, dans notre étude, que des femmes chez qui l'ovulation s'exerce déjà, mais des femmes atteintes de différentes maladies que nous aurons soin de grouper. Le but actuel de nos recherches, sera de savoir :

1° Une maladie étant donnée, en quoi modifie-t-elle la marche périodique des règles, leur abondance, leur durée, etc., etc.?

2° L'hémorrhagie menstruelle s'étant déclarée dans le cours d'une maladie, en quoi influe-t-elle sur sa marche, son intensité, sa forme, sa durée; fournit-elle quelque indication spéciale ou doit-elle faire modifier la thérapeutique ordinaire de cette maladie?

C'est en vain que l'on espérerait trouver quelque chose de positif à cet égard dans les auteurs; on n'y rencontre que des aperçus vagues ou des assertions jetées au hasard, sans qu'on ait cherché à les justifier en aucune façon.

Nous ferons remarquer d'abord que, dans l'esprit des anciens auteurs, la menstruation pesait si fort dans l'équilibre nécessaire à la santé, qu'on a généralement considéré l'*aménorrhée* comme pouvant engendrer toutes les maladies imaginables.

D'après Stahl, il n'y aurait presque pas de maladie dans le cadre nosologique qui ne pût reconnaître cette origine.

Royer-Collard, dans son article *Aménorrhée*, du *Dictionnaire des sciences médicales*, qui lui a valu dans son temps une si grande réputation, ne s'écarte en rien, sous ce rapport, de son illustre prédécesseur « Les symptômes de l'aménorrhée, dit Royer-Collard, sont si nombreux et dissimulent ou produisent tant de maladies, que nous sommes obligés, pour y mettre de l'ordre, de les rapporter à un cadre nosologique et d'en suivre les divisions (1). »

Plus judicieux que ses prédécesseurs, M. Roche, n'envisage plus l'aménorrhée comme la cause de la plupart des maladies, mais comme leur résultat extrêmement fréquent. « Il n'y a aucune maladie, dit ce savant médecin, qui, parvenue à un certain degré d'intensité, ne suspende le flux menstruel (2). »

Les auteurs du *Compendium de médecine pratique* expriment à peu près la même manière de voir; ils pensent, en outre, que, s'il y a des différences, quant à l'époque à laquelle la menstruation cesse dans le cours de différentes maladies, cela peut s'expliquer très bien par la différence de sympathie entre les organes malades et les organes sexuels. » Il serait impossible, disent-ils, de dire à quelle période des maladies l'aménorrhée se déclare. Si les organes lésés ont avec l'utérus une étroite sympathie, que ce soient, par exemple, l'estomac, le cerveau, le cœur, le dérangement survient de très bonne heure (3). »

Nous serions curieux de savoir sur quelles preuves les auteurs du *Compendium* ont basé une opinion aussi en opposition avec l'observation des faits? Où ont-ils vu, par exemple, que les affections du cœur dérangeaient plutôt les règles que celles de la peau, des organes respiratoires, etc., etc. D'un autre côté, comment ont-ils pu s'assurer que le cœur ou l'estomac avaient plus de sympathie pour l'utérus que la peau ou les intestins?

Beaucoup d'anciens auteurs semblent attribuer à la menstruation une certaine influence critique sur les maladies.

Si la plupart des auteurs modernes se taisent là-dessus, il y en a aussi qui pensent absolument comme les anciens.

« L'apparition des règles, dit M. Brière de Boismont, à qui on doit un très-bon livre sur la menstruation, est à ce point favorable dans le cours des maladies aiguës, qu'on l'a vue exercer une heureuse influence sur la *fièvre jaune*, dont elle a quelquefois décidé la solution la plus désirable (4). »

(1) *Dictionnaire des sciences médicales*, t. I.

(2) *Dictionnaire de médecine et de chirurgie pratiques*, article *Aménorrhée*.

(3) *Ouvrage cité*, t. I, p. 63; par De La Berge et Monneret. Notre savant confrère, le docteur Fleury, n'est venu donner son utile concours à la rédaction du *Compendium* qu'après la mort de De La Berge.

(4) *De la Menstruation*, 1842, p. 474.

M. Brière de Boismont, à qui la science est déjà redevable de plusieurs travaux utiles, aurait rendu en cette circonstance un véritable service, s'il nous eût appris, par des recherches statistiques, jusqu'à quel point nous pouvons compter en thérapeutique sur la coopération salutaire de la menstruation dans les différentes maladies de notre climat. C'était le seul moyen peut-être de nous faire paraître moins extraordinaire ce qu'il nous en a dit à l'occasion de la fièvre jaune.

Tout ce qui précède vient à l'appui de ce que nous avons dit en commençant : qu'on n'a rien su jusqu'à présent de positif sur le rôle de la menstruation dans la pathologie et la thérapeutique. Tout repose, la plupart du temps, comme nous venons de le voir, sur des assertions vagues des anciens que l'on n'a même pas songé à soumettre au contrôle d'une observation sévère. Nous avons pensé qu'il était digne de notre époque de discuter cette intéressante question au point de vue de la clinique exacte. Après les belles conquêtes qui ont enrichi, dans ces dernières années, la physiologie de la menstruation, une pareille discussion ne peut pas manquer d'offrir de l'intérêt, et doit porter ses fruits.

## CHAPITRE Ier.

### Affections des organes sexuels.

La menstruation étant une fonction des organes sexuels, il est tout naturel que nous commencions par ces organes l'étude du rôle qu'elle joue dans la pathologie et la thérapeutique. Nous savons déjà que les ovaires sont les principaux moteurs du *molimen menstruel*, que c'est des follicules de Graaf arrivés périodiquement à la maturité que part l'excitation physiologique qui amène la congestion et se termine enfin par l'hémorrhagie. Mais quelle est l'étendue de cette congestion, quelles sont les parties qui sont la source de l'hémorrhagie? c'est ce qu'il nous importe avant tout de déterminer pour rendre plus intelligibles les différentes modifications que peut subir la menstruation dans le cours des affections des organes sexuels, ainsi que l'influence qu'elle peut avoir sur la marche de ses affections.

On n'a pas été toujours d'accord sur la source de l'hémorrhagie menstruelle. Pline, Fabrice d'Aquapendente, croyaient que le sang menstruel avait pour source le vagin. M. Pauly rapporte un fait qui pourrait être invoqué à l'appui de cette manière de voir (1). Stahl, Columbius et Vieussens faisaient sortir le sang des règles du col de l'utérus. Cette opinion a été soutenue tout récemment dans un journal de médecine avec une certaine apparence de succès, mais l'auteur semble ignorer les travaux antérieurs sur cette matière (2). D'autres enfin, comme Vésale, Littré, Morgagni, Winslow, Mauriceau, M. Paul Dubois, regardent la cavité de l'utérus comme la véritable source de l'hémorrhagie menstruelle.

Tout semble se réunir à l'appui de cette dernière opinion. Nous ferons cependant observer que ce n'est pas seulement la membrane interne de l'utérus, mais aussi celle des trompes et même la membrane interne du follicule de Graaf arrivé à la maturité, qui exhalent du sang pendant les époques menstruelles.

Dans toutes les ouvertures que nous avons faites de chiennes en chaleur, nous avons constamment trouvé la membrane interne de l'utérus et des trompes fortement injectée, ayant l'aspect tomenteux et recouverte d'une légère couche de sang. Cet état s'étendait jusqu'aux ovaires dont les follicules mûres, formaient à la surface des saillies d'un rouge violet allant quelquefois jusqu'au noir. Chez les truies en chaleur, l'intérieur des follicules mûres est constamment rempli d'un caillot de sang, résultat d'une hémorrhagie physiologique interne. Chez la femme on trouve toujours un épanchement sanguin dans la cavité du follicule, quelques jours après chaque époque menstruelle.

Winslow avait remarqué déjà que la membrane interne de l'utérus offrait, au moment des règles, un aspect velouté qu'elle devait à de petites villosités très-fines, rougeâtres et teintes de sang (3).

Mauriceau ayant examiné la matrice d'une femme pendue, au moment des règles, a trouvé le fond de sa cavité enduit de petits grumeaux de sang caillé (4). Les vaisseaux étaient forte-

(1) *Maladies de l'utérus*, d'après les leçons de Lisfranc, Paris, 1836.
(2) *Gazette des hôpitaux*, année 1855, 3 avril.
(3) *Exposition anatomique du bas-ventre*, in-4° p. 574.
(4) *Des maladies des femmes grosses ou accouchées*, tome I^er, p. 16, obs. 49.

ment distendus jusqu'à son col et des caillots obstruaient les orifices qui se dégorgeaient dans le fond de l'utérus.

Le docteur Lee rapporte qu'ayant eu l'occasion d'examiner, en 1831, le corps d'une femme morte, pendant la menstruation, d'une phlébite de la veine basilique, a vu les *trompes de Fallope rouges, gonflées, et leur cavité remplie de sang menstruel. La membrane interne de l'utérus était tapissée par le même fluide*, et les *parois de cet organe étaient molles et vasculaires.* Sur une autre femme morte dans la même année, pendant la menstruation, d'une pneumonie, il a *vu les extrémités libres des trompes remplies de sang, tandis que la surface interne de l'utérus était remplie de sang menstruel* (1).

M. Birchoff, ainsi que la plupart des auteurs qui ont eu l'occasion d'examiner depuis les organes sexuels des femmes mortes dans les mêmes circonstances, ont remarqué également la présence du sang dans les trompes et la cavité de la matrice.

Nous croyons que ce que nous venons de décrire a lieu le plus ordinairement, mais nous ne prétendons point pour cela que le sang ne puisse pas venir aussi quelquefois du col et même du vagin. A n'en juger que par l'abondance de l'hémorrhagie chez certaines femmes, on serait déjà disposé à croire que ces parties peuvent apporter quelquefois leur contingent à l'hémorrhagie menstruelle, contingent qui peut même surpasser en quantité celui provenant de l'intérieur de l'utérus. C'était à peu près la manière de voir de Spigel.

« Vidimus, dit-il, uterum crassiorem sanguinem apertis interna uteri parte venarum osculis et manifeste patentibus fundisse... vidi tamen bis in aliis ex venis cervicis tantum, non etiam ex utero fluxisse, frequentissimum tamen est ut ex utrisque purgentur, nec non nisi præter naturam ex alterutro cum obstructiones videntur fluxus impedire (2). »

Vouloir d'ailleurs déterminer avec une précision mathématique les limites des effets de l'excitation physiologique partie des ovaires, serait une prétention exorbitante. L'étendue du rayon de cette excitation doit nécessairement être subordonnée à bien des conditions individuelles qu'il ne peut pas être toujours facile d'apprécier. Ce qu'il nous importe avant tout de constater, c'est que l'*hémorrhagie* est un caractère générique

(1) *Cyclopedia of medicine*, t. III, année 1834.
(2) *De humana corporis fabrica*, p. 174.

de l'*ovulation*. Ce caractère est constant chez la femme, et on le retrouve même chez plusieurs femelles des mammifères.

Ce n'est point, comme on pourrait le croire, une hémorrhagie *traumatique*, résultat de la rupture des follicules arrivés au plus haut degré de leur développement, mais une hémorrhagie inhérente à l'ovulation. Nous ferons observer qu'elle a lieu dans les follicules avant leur rupture, et que, d'un autre côté, le sang que l'on trouve dans les trompes ou la cavité utérine n'est point transporté des ovaires dans ces organes, mais qu'il est exhalé sur le lieu même. Cependant, sous l'influence du travail physiologique qui se fait dans ces parties, d'autres portions de l'appareil sexuel peuvent se congestionner et donner lieu à une hémorrhagie plus ou moins abondante. C'est ainsi qu'on a pu voir plus d'une fois le col de l'utérus, et même le cul-de-sac du vagin, servir de source principale à l'hémorrhagie menstruelle. Il ne serait pas même impossible que, dans certains cas exceptionnels, l'hémorrhagie se fît au centre même de nombreux plexus vasculaires qui rampent sur la face externe de l'utérus, sous le péritoine, ou entre les deux lames des ligaments larges, et que l'on pût expliquer ainsi, au moins quelquefois, la formation de ces curieuses collections sanguines décrites dans ces derniers temps sous le nom d'*hématocèle rétro-utérine*, à cause du siége qu'elles occupent dans le tissu cellulaire situé derrière l'utérus, entre cet organe, le vagin et le rectum, et pouvant remonter jusqu'aux fosses iliaques (1). Tout pathologiste doit donc considérer deux éléments distincts dans la menstruation : les phénomènes de l'ovulation, qui se passent dans les ovaires, et l'hémorrhagie. Cette dernière, quoique liée étroitement à l'ovulation, ne conserve pas moins un côté plus ou moins indépendant par lequel elle ressemble à toutes les hémorrhagies en général, étant soumise comme elles aux mêmes influences. Ainsi, la constitution, le genre de vie, les émotions morales, la position du corps, l'habitude, etc., tout, en un mot, ce qui a une certaine action sur le système circulatoire, peut en même temps influer sur l'hémorrhagie menstruelle et la rendre plus ou moins abondante. Disons même plus : dès que

(1) Voyez une thèse très-intéressante soutenue sur ce sujet par M. Viguès *Des tumeurs sanguines de l'excavation pelvienne*, thèses de Paris, 1850, nº 244).

l'économie a pris l'habitude d'une hémorrhagie par les organes sexuels, elle se trouve toujours disposée à perdre du sang par cette voie, et l'on peut y observer des hémorrhagies en dehors de toute incitation ovarique, à la suite des causes communes à toutes les hémorrhagies en général, quelquefois même sous l'influence de la seule habitude. Il faut donc se garder de considérer comme hémorrhagie menstruelle proprement dite toute perte de sang par les organes sexuels qui en aurait l'apparence. Il n'est pas rare, par exemple, de voir des femmes âgées qui, après avoir déjà cessé d'être réglées, continuent encore à avoir de temps en temps des petites pertes imitant les règles pour leur durée et l'abondance. Le vulgaire confond souvent ces hémorrhagies posthumes avec la menstruation, mais une semblable confusion ne serait pas permise à un médecin.

Nous pourrions en dire autant de la plupart des maladies aiguës fébriles. Sous l'influence de l'excitation du système circulatoire général qui caractérise l'état fébrile, les membranes muqueuses se congestionnent facilement, et quelques-unes d'entre elles, surtout celles du nez, des intestins et des organes sexuels, peuvent devenir facilement le siége des hémorrhagies, étant à cela déjà naturellement plus ou moins disposées. M. Hérard, qui a insisté avec talent sur cette influence de l'état fébrile sur la circulation générale, et particulièrement sur celle des organes sexuels, attribue avec raison à cette influence l'avancement des règles, qu'il a signalé comme un phénomène général dans les maladies aiguës fébriles, quand celles-ci débutent aux approches de l'époque présumée de la menstruation (1). Cependant, M. Hérard est-il encore dans le vrai lorsqu'il considère toujours comme des *règles*, des hémorrhagies qui se répètent *jusqu'à trois fois dans l'espace d'un mois* (2), sous l'influence de recrudescences fébriles? Nous livrons cette question aux méditations de notre honorable confrère; serait-ce trop présumer que de supposer qu'il aura sans doute changé d'avis s'il a lu attentivement ce que nous avons dit au commencement de ce chapitre?

(1) *De l'influence des maladies aiguës fébriles sur les règles et réciproquement.*

(2) Voyez p. 7, observ. 4.

§ 1. — *Affections des ovaires.*

D'après ce que nous avons appris de la nature de la menstruation, il était facile de présumer que l'absence des ovaires devait amener l'absence des règles. Cette induction logique se trouve tout à fait confirmée par l'observation. On peut même dire que l'anatomie pathologique a préparé en cette circonstance le plus beau triomphe à la théorie moderne de la menstruation.

Nous avons déjà rapporté dans le précédent chapitre quelques observations de femmes qui manquaient d'ovaires de naissance et d'autres chez qui ces organes se sont atrophiés par suite de maladies (Lisfranc) ou à qui on les avait enlevés (Pott). Chez toutes ces femmes la menstruation a cessé du moment où il n'y avait plus d'ovaires ou plutôt de follicules de Graaf. Morgagni cite également deux faits de ce genre (1).

Charles Pears parle d'une femme morte à dix-neuf ans, très-petite, qui avait cessé de croître à dix ans, et n'avait jamais été menstruée. A l'autopsie on ne trouva aucune trace d'ovaires. Les trompes étaient perméables ; l'utérus était petit, mais présentait un col normalement conformé.

M. Chéreau, qui rapporte ce fait, cite encore une autre observation (2) de ce genre, d'après le docteur Fréd. Cripps. Il s'agit d'une jeune femme de dix-huit ans qui a succombé à une perforation de l'estomac. Chez cette femme, *il y avait absence complète de tous les signes de la puberté, et les règles avaient toujours été nulles, ainsi que les phénomènes précurseurs de cette fonction.* A l'autopsie, on trouva l'absence complète de deux ovaires et des trompes ; l'utérus était très-petit (3).

Les ovaires étant au nombre de deux, il est bien entendu que l'absence ou l'atrophie d'un de ces organes n'empêche point l'autre de fonctionner et la menstruation de continuer. Il y a même plus, les follicules de Graaf qui se trouvent, comme on le sait, en nombre assez considérable dans chaque ovaire, paraissent jouir d'une indépendance complète vis à vis des alté-

(1) Voyez les 46e et 47e lettres.

(2) *An. de lit. méd. étrangères*, tome 1, page 241, et *Maladies des ovaires*, par Chéreau.

(3) Ouvrage cité, page 115.

rations locales, et constituent pour ainsi dire autant d'organes isolés. De telle sorte que, comme l'a déjà remarqué Morgagni, *il suffit que l'un des ovaires soit sain dans une petite partie aussi considérable que celle qui appartient à une vésicule* pour que la conception et par la même raison la menstruation puisse avoir lieu (1).

En examinant un jour les ovaires d'une femme morte le sixième jour d'une métropéritonite puerpérale, nous avons trouvé un de ces organes transformé entièrement en un kyste globuleux du volume d'un gros œuf de poule. Occupé de la recherche du corps jaune, nous avons cru tout naturellement devoir porter toute notre attention sur l'ovaire sain, et ce n'est que lorsque nous n'y avons rien rencontré de semblable que nous avons poussé l'examen jusqu'à l'ovaire malade. Celui-ci était au premier aspect complètement transformé en kyste, et ce n'est qu'après bien des recherches que nous avons trouvé dans un point des parois de cette poche quelques traces de l'ancien stroma, au milieu duquel nous avons découvert le corps jaune parfaitement formé. Ainsi donc cette petite portion de l'ovaire conservée au milieu d'une désorganisation générale continuait encore à fonctionner et aurait pu suffire pour entretenir la menstruation et rendre la conception possible quand même l'autre ovaire aurait été complétement atrophié! Le dessin de cette curieuse pièce figure sur les tableaux représentant les différents aspects des corps jaunes chez la femme et les mammifères domestiques, dont nous avons fait présent à la Faculté de médecine pour le musée Orfila.

Il va sans dire que si l'affection avait continué à faire des progrès, les dernières traces de l'ovaire auraient ainsi disparu. Si une pareille altération s'était portée sur l'autre ovaire, il serait arrivé nécessairement un moment où les deux ovaires étant entièrement atrophiés sous les progrès de la transformation morbide, la menstruation aurait cessé en même temps que l'aptitude à la reproduction.

En 1842, nous avons assisté à l'hôpital de la Charité à l'ouverture du corps d'une fille publique, morte par suite d'une affection cancéreuse du cerveau. Cette femme, quoique âgée seulement de quarante ans, avait déjà cessé d'être réglée

(1) *De Sedibus et Causis morb.*, lettre 46.

depuis environ cinq ans. Nous avons trouvé chez elle en place d'ovaires deux énormes kystes multiloculaires remplis de sérosité. Les ovaires étaient entièrement atrophiés, sans traces de follicules à l'état normal. Ainsi, en résumé, les affections chroniques des ovaires ne sont point incompatibles avec la menstruation et la reproduction. Tant qu'il reste dans les ovaires quelques follicules de Graaf à l'état normal, ils peuvent suivre leur développement ordinaire et ces deux fonctions peuvent continuer à s'exercer. Nous connaissons une dame âgée de quarante et un an, qui porte déjà depuis une quinzaine d'années un gros kyste dans l'ovaire gauche ; elle a toujours été régulièrement menstruée et a eu deux enfants depuis, le dernier il y a trois ans.

Les inflammations aiguës des ovaires autres que celles qui coïncident avec l'état puerpéral ou qui sont consécutives au travail de l'ovulation, sont très-rares. En voici pourtant un exemple où il nous a été permis d'assister en même temps à une époque menstruelle.

Observation. Ovarite blennorrhagique compliquée d'accès de névralgie iléo-lombaire. Guérison par résolution suivie de près de l'hémorrhagie menstruelle venue deux ou trois jours à l'avance.

P..., âgée de trente ans, bien portante et toujours bien réglée, contracta, il y a douze jours, une blennorrhagie de son mari, malade lui-même depuis vingt-quatre heures. Pendant les premiers jours, la malade n'avait éprouvé d'autres symptômes qu'un écoulement verdâtre très-abondant et très-âcre, lui corrodant la partie supérieure et interne des cuisses. Au bout de huit jours, elle ressentit de la douleur dans la région iliaque gauche, s'exaspérant à la pression. La palpation permettait d'y constater non-seulement un peu d'empâtement, mais une véritable tumeur à l'endroit de l'ovaire. La percussion rendait un son plus obscur qu'à l'ordinaire. Depuis que ces derniers symptômes se sont déclarés, la malade a cru remarquer de la diminution dans l'écoulement vaginal. C'était donc en quelque sorte un véritable pendant de l'ostite blennorrhagique dont nous avons constaté la présence chez son mari. (12 sangsues dans l'endroit tuméfié ; cataplasmes émollients; lavement de graine de lin ; repos absolu ; chiendent ; deux bouillons.)

Le lendemain, diminution de la tuméfaction et de la douleur. (Cautérisation du vagin et de la cavité du col avec une forte solution de nitrate d'argent ; bains de son.)

Le troisième jour, il y avait un mieux notable. (Un autre bain de son )

Le cinquième jour, la tuméfaction de l'ovaire gauche n'était plus du tout appréciable, et l'écoulement avait diminué de moitié. Nous nous proposions de recommencer la cautérisation le lendemain, lorsque la malade nous a envoyé cherché de grand matin, disant qu'elle avait beaucoup souffert depuis la veille au soir et pendant toute la nuit dans le bas-ventre, et particulièrement du côté droit. La pression n'y distinguait aucune tumeur, mais tout l'hypogastre était un peu sensible et légèrement tendu. La malade nous a dit avoir passé toute la nuit sans sommeil, ne sachant quelle position prendre, obligée de garder presque continuellement le décubitus dorsal. Elle a uriné souvent et a rendu des urines claires; elle éprouvait aussi comme des envies fréquentes de rendre des vents, mais c'était toujours sans résultat. A notre visite, les douleurs avaient presque entièrement cessé, et nous avons trouvé la malade sans fièvre. (45 grammes d'huile de ricin; cataplasmes laudanisés sur le bas-ventre; lavement anodin.)

La malade a eu plusieurs selles dans la journée et a passé ensuite une très-bonne nuit; le lendemain, elle a pu se lever. Cependant, deux jours après, elle a été prise de nouveau, pendant la nuit, de douleurs dans le bas-ventre partant des régions iliaques, surtout du côté droit, et se perdant dans l'épaisseur des fesses et dans la partie supérieure des cuisses. De même que la fois précédente, les douleurs se sont calmées le matin pour revenir encore de nouveau dans la nuit du lendemain. Le surlendemain, la malade s'aperçoit sur sa chemise de quelques taches de sang d'un rouge sale mêlées d'écoulement purulent du vagin. (1 gramme de sulfate de quinine.)

A partir de ce moment, la malade a passé les nuits tranquilles. L'hémorrhagie, qui a commencé hier, a continué encore pendant deux jours, juste le temps que duraient habituellement les règles; elle a paru venir à l'époque ordinaire, ou peut-être deux ou trois jours en avance. Une fois les règles finies, la malade a pris encore un bain, et nous avons pratiqué une nouvelle cautérisation du vagin et de la cavité du col. Quelques injections pratiquées ensuite avec la solution du sulfate d'alumine et de potasse ont achevé la guérison.

A part l'intérêt qui se rattache à cette observation comme exemple d'*ovarite blennorrhagique*, elle peut encore fournir le sujet de quelques réflexions importantes au point de vue de la question qui nous occupe particulièrement dans ce moment.

Il est évident que l'inflammation aiguë d'un ovaire n'a pas empêché chez cette femme les règles d'arriver à peu près à leur époque et de durer comme d'habitude. Tout porte à croire que l'ovulation à laquelle se rattache cette époque menstruelle a eu lieu dans l'ovaire du côté opposé. En quoi eût-elle été modifiée si le hasard en avait décidé autrement et si c'eût été l'ovaire droit qui eût été enflammé? C'est ce que nous ne pouvons pas savoir au juste. Mais il paraît néanmoins probable que le travail de l'ovulation aurait sans doute, dans ce cas, ajouté à l'inflammation et occasionné des douleurs, sinon plus vives que celles que la malade a déjà éprouvées, du moins plus continues. La malade n'ayant point souffert habituellement aux époques des règles, on peut encore considérer comme très-probable que les douleurs névralgiques qu'elle a ressenties périodiquement pendant plusieurs jours avant l'apparition des menstrues, étaient en grande partie provoquées par la turgescence physiologique qui précède la rupture du follicule, turgescence qui est venue surprendre l'ovaire au milieu des conditions déjà plus ou moins éloignées de l'état normal. En effet, si l'ovaire droit n'a pas été précisément enflammé comme le gauche, il est difficile de croire qu'il ne se soit pas ressenti, au moins sympathiquement, de la blennorrhagie vaginale très-aiguë et de l'inflammation de l'organe congénère.

Ce qui précède ferait déjà en quelque sorte présumer que si les affections chroniques des ovaires n'exercent pas une grande influence sur la menstruation, il n'en serait pas absolument de même des inflammations aiguës de ces organes. Ces dernières, sans donner lieu à l'aménorrhée, pourraient, dans beaucoup de cas au moins, occasionner de vives douleurs aux époques des règles. Or, quand on pense qu'à chaque époque menstruelle un des ovaires devient le foyer d'une surexcitation nerveuse et d'une congestion sanguine active, et que c'est au milieu de ces conditions que s'opère la rupture du follicule, il est permis d'admettre que cet état puisse s'élever parfois jusqu'au degré d'une véritable phlegmasie et occasionner au moins une ovarite partielle. Des prédispositions individuelles, la constitution, le tempérament ou certaines dispositions locales tenant à quelques conditions pathologiques dans l'organisation des ovaires ou des follicules, peuvent contribuer pour beaucoup à ce résultat.

Ce qu'il y a de certain, c'est qu'il n'est pas rare de voir se déclarer aux époques des règles des symptômes d'une véritable ovarite aiguë aussi bien caractérisée que celle dont nous venons de citer un exemple. Les malades souffrent alors beaucoup dans le bas-ventre et particulièrement du côté de l'un des ovaires. Grâce à de nombreuses ramifications des plexus nerveux de cette région et à leurs anastomoses étendues, il survient souvent une foule de troubles sympathiques, tels que des douleurs de reins, des envies fréquentes d'uriner, des douleurs névralgiques dans les cuisses, des migraines, des vomissements, etc., etc., etc. Le phénomène qui domine le plus est la douleur; elle est quelquefois tellement vive que les malades se tordent dans leur lit ou se tiennent courbées en deux. Chez les sujets nerveux et très-irritables, ces symptomes acquièrent une telle intensité que, vu le peu de fièvre ou même l'absence de mouvement fébrile, on serait tenté de regarder tout cela comme purement nerveux. Cependant, en examinant attentivement, on manque rarement de découvrir la véritable source de ces accidents. Plusieurs fois, il nous est arrivé de pouvoir déterminer par la palpation ou la percussion le siége de l'ovaire qui était le point de départ de tous ces troubles. La douleur était généralement plus vive à l'endroit correspondant et augmentait sensiblement à la pression. Cet état précède ordinairement l'éruption des règles, mais il est rare qu'il continue pendant toute la durée de l'hémorrhagie menstruelle. La plupart du temps, l'hémorrhagie est peu abondante tant que durent les douleurs. Cependant, nous avons vu une malade il y a deux ans chez qui les symptômes parfaitement caractérisés de l'*ovarite folliculeuse*, telle que nous venons de la décrire, étaient accompagnés d'une véritable perte.

M. Chéreau, que nous avons eu déjà l'occasion de citer, rapporte deux observations de *dysménorrhée* qui lui semblent constituer des exemples d'ovarite menstruelle. Dans une de ces observations, l'auteur dit avoir senti distinctement dans la région iliaque gauche *une petite tumeur paraissant avoir le volume d'un petit œuf de poule jouissant d'une certaine mobilité et excessivement douloureuse à la pression*. Un traitement antiphlogistique assez énergique (une saignée au bras, quinze sangsues aux aines) a été immédiatement appliqué. Les accidents diminuèrent notablement et les règles parurent dès le lendemain même, et continuèrent pendant trois jours et en plus grande abondance que d'habitude. Le *gonflement de la région iliaque gauche ne disparut graduellement que le quatrième jour* (1).

(1) Ouvrage cité, p. 126.

Des accidents de cette nature se répètent quelquefois à chaque époque menstruelle et durent ainsi pendant des années. Nous sommes persuadé que plus des trois quarts des cas de dysménorrhée sont constitués par des *ovarites folliculeuses*, dans lesquelles on voit seulement prédominer tantôt l'élément nerveux, tantôt l'élément inflammatoire. C'est à cette double forme que nous avons l'habitude de subordonner dans notre pratique le traitement dirigé contre des accidents dysménorrhéiques de cette nature. Si la forme inflammatoire est bien dessinée, nous n'hésitons pas à tirer du sang à l'aide de sangsues ou de ventouses scarifiées appliquées à l'endroit correspondant à l'inflammation. Chez des femmes d'une constitution forte, une saignée du bras ou du pied peut même devenir nécessaire. Immédiatement après, nous passons aux bains, par lesquels nous commençons au contraire lorsque les accidents nerveux dominent. Si ce moyen n'est pas nouveau, la méthode de traitement qui en constitue l'application en cette circonstance peut être considérée comme nouvelle. L'idée du danger des bains pendant les époques menstruelles s'est tellement enracinée d'une manière traditionnelle dans nos mœurs, qu'il y a peu de médecins qui oseraient les prescrire alors, crainte de s'attirer ensuite des reproches, si par malheur les choses n'allaient pas au mieux immédiatement après. Cette crainte vient évidemment de ce qu'on a toujours confondu la menstruation avec toutes les autres hémorrhagies en général. Dès que nous avons appris à connaître toutes les phases de l'ovulation, dès que nous avons compris le rôle de l'hémorrhagie menstruelle, ces craintes se sont singulièrement amoindries à nos yeux. Pourquoi ces appréhensions, nous sommes-nous dit, pourquoi cette réprobation générale? comme s'il s'agissait de la plaie d'un vaisseau que l'on craindrait de rouvrir par la fonte ou le décollement d'un caillot par l'eau. Comment les bains tièdes, qui nous rendent tant de services dans les phlegmasies abdominales et les surexcitations nerveuses, pourraient-ils être nuisibles dans l'*inflammation folliculeuse* des ovaires? Ne devraient-ils pas au contraire tendre à ramener cette inflammation dans ses limites normales et calmer la surexcitation nerveuse qui l'accompagne?

L'expérience n'a pas tardé à nous donner raison sur tous les points. Aujourd'hui nous prescrivons des bains tièdes dans toutes les dysménorrhées qui nous paraissent reconnaître pour cause l'*ovarite folliculeuse*, et c'est par là que nous commençons quand les accidents nerveux dominent ceux qui appartiennent plus particulièrement à la phlegmasie. Ces bains pris tous les jours ne durent jamais plus d'une heure. Pendant cet intervalle on verse de temps en temps de l'eau de 2 ou 3 degrés plus chaude sur les épaules, la poitrine et la partie supérieure du ventre, ce qui est généralement agréable aux malades et produit une révulsion salutaire aux ovaires. Loin de disposer aux pertes nous avons vu cette méthode de traitement conjurer deux fois les ménorrhagies abondantes qui affaiblissaient les malades.

Freind, qui attribuait à la viscosité du sang la dysménorrhée caractérisée par des douleurs du bas-ventre et la difficulté de l'hémorrhagie menstruelle, conseillait pour la combattre l'usage de préparations alcalines et surtout de l'ammoniaque. « Leurs particules, disait-il, incisent et divisent tellement le sang que le contact mutuel des globules qui entre dans sa composition est moindre, et, par conséquent, sa liaison en devient plus subtile et plus déliée (1). » Cette pratique, quoique appuyée sur un faux principe, est arrivée néanmoins jusqu'à nous, et elle est encore en honneur aujourd'hui ; c'est qu'elle compte réellement un assez grand nombre de succès. Il faut les accepter comme l'heureux héritage de l'empirisme auquel nous devons pas mal de nos ressources thérapeutiques, sans chercher à nous perdre dans les explications. De toutes les préparations ammoniacales, la plus efficace et en même temps la plus commode à administrer, est l'acétate d'ammoniaque. Nous le prescrivons conjointement avec les moyens précédemment indiqués à la dose de 12 à 15 gouttes dans un demi-verre d'eau sucrée, quatre à cinq fois par jour. C'est un excellent sédatif dans l'espèce.

L'ovarite folliculeuse qui accompagne les époques des règles ne se borne pas toujours au degré que nous venons de décrire. Il arrive quelquefois que l'inflammation, au lieu de se terminer par résolution, donne lieu à la suppuration. Il arrive même souvent que l'inflammation gagne les trompes et même la matrice et occasionne des adhérences anormales ou des tumeurs formées de l'exsudation de matière plastiques ou remplies de pus. Le docteur Chéreau rapporte un fait très-intéressant de

(1) Ouvrage cité.

ce genre qui lui a été communiqué par le docteur Harison de Louisville (1). Voici ce fait en abrégé :

*Observation.* — Madame S..., d'une complexion délicate, mais jouissant toujours d'une bonne santé, était mariée depuis six mois. Elle avait été toujours bien réglée, et ce n'est qu'aux deux dernières époques menstruelles qu'elle avait éprouvé des douleurs vives dans le bas-ventre.

Le 18 mai, son médecin constata de la fièvre avec chaleur à la peau, et des nausées continuelles suivies parfois de vomissements. La fosse iliaque gauche présentait une tumeur peu douloureuse à la pression. Après l'emploi d'un traitement antiphlogistique énergique, la malade alla mieux; cependant affaiblie tous les jours davantage, elle fut prise de symptômes de phthisie, et succomba. A part les tubercules miliaires que contenaient les poumons, voici les lésions principales qui furent trouvées dans l'abdomen : « Les deux trompes de Fallope étaient volumineuses, surtout la gauche, qui se trouvait distendue et dont l'extrémité frangée adhérait à l'ovaire du même côté. Les ovaires, augmentés de volume, étaient unis entre eux par une masse formée par une déposition de lymphe coagulable, et qui, fermement adhérente au rectum, comprimait le canal. La trompe du côté gauche contenait 32 grammes environ de pus en nature, tandis que la droite en renfermait trois drachmes ou 12 grammes; leur calibre était oblitéré près de l'utérus. Le museau de tanche était rouge et tuméfié et la surface interne de l'utérus présentait une légère couche de pus. » L'auteur ne dit pas si l'ouverture du col était fermée ou non, ni si la malade rendait du pus par le vagin pendant la vie.

Voici un autre fait semblable et non moins intéressant que nous rapportons avec tous les détails :

*Observation* recueillie dans le service de M. Fouquier, M. Andral, suppléant (2).— Dushuit (Marie), âgée de trente-sept ans, couturière, mère de trois enfants, dont le dernier a dix-sept ou dix-huit ans, fut reçue à la Charité le 2 septembre 1828. Cette femme, fraîche et bien nourrie, d'une santé ordinairement assez bonne, *bien réglée*, *excepté depuis cinq à six mois*, ne savait à quoi attribuer la maladie dont elle se ressentait depuis environ trois mois, et pour laquelle elle venait à l'hôpital.

Elle avait éprouvé d'abord une constipation plus ou moins opi-

(1) Ouvrage cité, p. 129.
(2) *Journal hebdomadaire de médecine*; 1828; t. I, p. 114.

nâtre, qui, plus tard, s'accompagna d'une *douleur dans le côté droit du ventre et, par moments, d'élancements, le long de la cuisse du même côté*. Les lavements n'étaient point gardés, et quand la constipation datait de quelques jours, il survenait des vomissements et des coliques qui ne se terminaient que par des évacuations alvines.

Dans le mois d'août, la douleur changeant subitement de côté, se fit sentir dans le *flanc gauche*, et la malade vit peu à peu se former dans cette région *une tumeur qui s'accompagna d'un engourdissement douloureux de la cuisse du même côté*. Quand nous vîmes la malade, dans les premiers jours de septembre, la tumeur du flanc gauche paraissait profonde, indépendante des téguments et même des parois abdominales, qu'elle soulevait à 1 pouce environ au-dessus du reste du niveau de l'abdomen dans une étendue égale à celle de la paume de la main; *elle était sensible au plus léger contact, ce qui ne permettait guère de l'explorer*. La jambe gauche était faible, surtout pendant la progression; mais la sensibilité cutanée était entière. Les vomissements se répétaient à peu près tous les jours à un temps variable, après l'ingestion des aliments, et précédés de quelques coliques: ils cessaient puis se reproduisaient par *crise;* la malade les attribue à la difficulté qu'elle éprouve pour aller à la garde-robe; son ventre est gros et tendu par moments. (On diagnostique une dégénération de l'ovaire; la malade est soumise, les 3, 4 et 5 septembre, à l'application réitérée d'une vingtaine de sangsues. Cataplasmes sur le ventre, orge miellé, deux bouillons pour toute nourriture.)

Sous l'influence de ce traitement, le pouls conserve son rhythme habituel, et la malade eut *ses règles le 6 et le 7 septembre*. Pendant la durée de cette évacuation, la constipation cessa et les vomissements disparurent, mais pour quelques jours seulement. (Même traitement; plus, application sur l'abdomen d'un emplâtre de stériaque, et bains tièdes de temps à autre).

Le 16 septembre, point de garde-robe depuis trois jours, vomissements répétés; la tumeur semble s'être un peu affaissée, le pouls est à peine fébrile; *la malade, qui se trouve bien des bains, remarque, en y allant, que sa jambe gauche est plus forte.*

Jusqu'au 24 septembre, les vomissements continuent, bien qu'il y ait quelques gardes-robes. Le pouls prend insensiblement plus de fréquence; la tumeur est évidemment moins volumineuse, quoique toujours sensible, et *l'ancienne douleur de la cuisse droite se reproduit avec violence*. (Application d'un vésicatoire sur la cuisse droite; cataplasmes sur l'abdomen; lavements émollients avec addition de laudanum de Rousseau; potion gommée, diète absolue.)

Le 29, *nouvelle apparition des règles*; même état d'ailleurs, si ce n'est que la douleur dans la cuisse droite a diminué. Les selles sont assez fréquentes, sans coliques.

Le 2 octobre, depuis deux jours, diarrhée abondante; coliques très-fortes depuis la nuit ; vomissements comme à l'ordinaire ; langue humide à peine rosée. Pouls à 90 environ. Affaissement presque complet de la tumeur. (15 sangsues à l'anus, lavement narcotique, cataplasmes, eau de gomme, potion gommée.)

Le lendemain, même état ; céphalalgie, soif assez vive. (Nouvelles sangsues.)

Pendant les jours qui suivent jusqu'au 5 octobre, même état, combattu par les émollients et les légers narcotiques. Le 6, la diarrhée est de plus en plus abondante, la malade s'affaiblit visiblement, le pouls prend tout à fait le caractère abdominal, le ventre augmente de volume. (Bain tiède.)

7 octobre. Pendant la journée d'hier et pendant la nuit, garde-robes sanguinolentes, affaiblissement rapide ; les vomissements deviennent plus rares. A la visite, pouls presque imperceptible malgré sa fréquence, extrémités froides, voix éteinte, sentiment de suffocation, traits effilés, anxiété profonde, ventre sensible comme les jours précédents. (Vésicatoire aux jambes, potion gommée avec addition d'éther, fomentation narcotique.)

Le 8, l'hémorrhagie intestinale paraît avoir cessé, la malade ne rend plus que des matières très-fétides ; même état général. (Sinapismes aux pieds et aux mains.)

Le 9, mort à trois heures du matin, au milieu de coliques très-vives et sans délire. La malade n'avait pas vomi depuis vingt-quatre heures.

*Autopsie*, vingt-quatre heures après la mort. La tête et la poitrine furent trouvées dans l'état sain.

*Abdomen.* Le foie adhérent par un tissu cellulaire dense et serré à la paroi abdominale. C'était la trace d'une ancienne péritonite qui ne pouvait avoir eu aucune part aux phénomènes de la dernière maladie.... Il y avait eu péritonite : on le reconnaissait à un épanchement séro-purulent considérable, mêlé de flocons albumineux. Dans plusieurs points, des fausses membranes récentes réunissaient lâchement diverses anses intestinales, mais dans la fosse iliaque gauche, ces adhérences avaient plus de solidité : en les examinant attentivement, on y apercevait un commencement d'organisation ; elles étaient celluleuses, parcourues par de nombreux filaments vasculaires. Après avoir séparé celles qui n'offraient point trop de résistance, on en trouva d'autres qui réunissaient intimement l'intestin-rectum avec une tumeur placée sur le côté gauche de l'utérus.... Le rectum, incisé par le bord opposé à celui où il adhérait à la tumeur, offrit à sa surface interne une perforation circulaire capable d'admettre tout au plus un tuyau de plume, et par laquelle il communiquait avec la tumeur ou poche indiquée. On s'en assura mieux encore en comprimant légèrement cette dernière, le liquide purulent qu'elle contenait passa sur-le-champ dans la cavité intestinale. C'est à cette communication que correspondaient les adhérences les plus intimes; elle était placée à peu près au niveau du détroit supérieur du petit bassin, sur la symphyse sacro-iliaque gauche, et plus tard, quand tout le gros intestin fut détaché, on constata que cette communication était à huit pouces de l'anus, à l'extrémité supérieure du rectum ou à l'extrémité inférieure du colon gauche. Quant à la tumeur ainsi ouverte dans l'intestin, elle était alors molle, ridée, sans autre ouverture à sa surface libre; elle se prolongeait dans le petit bassin, dont elle occupait le quart postérieur gauche. Elle soulevait et refoulait le rectum, en haut et à droite, de manière à lui donner la forme d'un arc de cercle, dans la concavité duquel elle était logée. Sur son côté supérieur et interne, tout près de la matrice, on distinguait la portion utérine de la trompe; mais un pouce en dehors, tout paraissait confondu.

Du côté droit, on voyait qu'il existait des désordres du même genre, seulement moins avancés; la trompe était plus volumineuse et plus considérable que celle du côté opposé, et elle était soulevée par une tumeur qui paraissait être l'ovaire..... Ayant examiné la pièce plus en détail, on a vu que la tumeur, ouverte dans le rectum et située sur le côté gauche de la matrice, qui offrait à son sommet la partie interne de la trompe gauche, n'était autre que cette trompe elle-même considérablement dilatée, enflammée et suppurée.

La cavité de la portion, encore reconnaissable à sa forme flexueuse, communiquait évidemment avec celle de la poche, non pas par un petit pertuis, par une fente, mais par un élargissement progressif quoique rapide; d'ailleurs la continuité de la membrane noirâtre de la portion non dilatée avec celle qui tapissait la poche, était évidente. Enfin, derrière ce vaste foyer, nous retrouvâmes une tumeur moins considérable, du volume d'une noix, à parois manifestement fibreuses, de la couleur et de l'aspect que l'on connaît à l'ovaire. A l'ouverture, il s'en écoula un pus de bonne nature, qui n'avait aucune communication avec celui qui restait encore dans la tumeur formée par la trompe. A droite, il existait une disposition en quelque sorte inverse : la trompe était bien, comme à gauche, inflammée et suppurée; comme à gauche, elle s'élargissait progressivement de l'utérus vers son pavillon, et là il y avait, comme à gauche, encore une collection purulente assez considérable; mais ici c'était l'ovaire qui était le plus profondément affecté; c'était lui et non pas la trompe, qui formait tumeur. Cette tumeur, renfermée tout entière dans le petit bassin, avait le volume d'un gros œuf de poule. Elle était pleine d'un pus verdâtre, sans odeur, homogène et un peu épais, les parois étaient comme celles de la petite tumeur du côté opposé, blanchâtres et fibro-celluleuses. Tel était l'état du péritoine et de l'appareil sexuel. « La matrice et la vessie ne nous offrirent rien de remarquable. »

Si nous examinons les détails de cette observation, il est impossible de ne pas y voir un exemple d'inflammation suppurée des ovaires et des trompes, qui paraît avoir eu pour origine l'ovarite folliculeuse de l'ovulation ayant dépassé de beaucoup les limites physiologiques. Nous ferons observer en premier lieu que la malade avait cessé d'être bien réglée depuis environ six mois. C'était alors probablement que les accidents ont débuté, quoique les altérations auxquelles ils avaient donné lieu ensuite ne fussent devenus sensibles que depuis environ trois mois. La maladie semble avoir débuté par l'ovaire droit. C'est là que la malade avait d'abord éprouvé *des douleurs accompagnées d'élancements dans la cuisse correspondante*. Un mois avant son entrée à l'hôpital, la malade a ressenti les mêmes douleurs du côté de l'ovaire gauche, *accompagnées également d'engourdissement dans le membre pelvien de ce côté*. La malade a eu ses règles quatre jours après son entrée. Il est presque certain que cette fois encore, le travail de l'ovulation avait lieu dans l'ovaire gauche comme le mois précédent. En effet, trois jours avant, on constatait déjà que la tumeur de cette région était *sensible au plus léger contact, ce qui ne permettait guère de l'explorer*. Plus tard les accidents locaux ont éprouvé une sensible amélioration du côté gauche. Mais vers la fin de septembre, *l'ancienne douleur de la cuisse droite se reproduit avec violence*. Cette circonstance peut faire présumer que le travail de l'ovulation se préparait cette fois à droite. Si l'on ne parle pas de l'augmentation des douleurs du côté de l'ovaire droit, c'est qu'il a été constaté par l'autopsie que l'ovaire droit occupait le petit bassin. Cependant une nouvelle inflammation l'ayant surpris dans cette position rend très-bien compte de la violence des douleurs que la malade disait avoir ressenties dans la cuisse de ce côté. Les règles n'ont pas tardé de suivre les symptômes de ce nouveau molimen et elles ont paru le 29.

L'inflammation des trompes consécutive à l'ovarite résultant elle-même de l'ovarite folliculeuse qui accompagne l'ovulation, est loin de se terminer toujours par suppuration. Ayant eu l'occasion d'examiner quelquefois les organes sexuels des femmes stériles, nous avons rencontré plusieurs fois à l'autopsie l'imperméabilité des trompes, surtout du côté des pavillons. Cette imperméabilité provenait évidemment d'une ancienne phlegmasie des pavillons dont les franges étaient tantôt agglutinées les unes avec les autres, tantôt rentrées en dedans de manière à ne former par leur accollement réciproque qu'un bout arrondi en forme de cul-de-sac. Une fois l'extrémité de chaque frange se terminait par une petite concrétion osseuse jaunâtre, lisse à la surface, ayant la consistance pierreuse. Dans quelques cas il y avait en outre tout autour du pavillon déformé des débris d'anciennes fausses membranes auxquels tenaient de petits kystes, gros comme des œufs de poisson, remplis d'un liquide jaunâtre demi-transparent. Très-souvent on pouvait remarquer en même temps sur les ovaires une ou deux saillies formées par des kystes provenant de la transformation des follicules anciennement enflammés. Dans un cas, chez une femme morte de pneumonie, une huitaine de jours après les règles, nous avons trouvé un ovaire recouvert entièrement d'épaisses fausses membranes accollées et confondues avec sa tunique externe. La trompe de ce côté était grosse comme le petit doigt avec une interception circulaire à peu près au milieu de sa longueur. L'extrémité libre de la trompe adhérait intimement à l'ovaire, l'ouverture utérine était oblitérée. Il y avait aussi une oblitération au milieu, à l'endroit correspondant à l'étranglement. Ces deux portions ainsi dilatées étaient distendues par un liquide couleur chocolat, provenant évidemment du mélange du sang et du mucus.

On ne peut pas s'empêcher de reconnaître au milieu de toutes ces altérations, des traces anatomiques d'une filiation pathologique entre l'*ovarite folliculeuse* et l'inflammation consécutive des trompes donnant nécessairement lieu à la stérilité par cause mécanique. Aussi, avons-nous remarqué que parmi les femmes qui éprouvent habituellement de très-vives souffrances pendant les règles ou qui présentent d'autres signes encore plus caractéristiques d'ovarite folliculeuse, il y en a beaucoup qui sont frappées de stérilité, et il est plus que probable que la stérilité reconnaît chez elles précisément la cause dont nous venons de parler. Nous ne saurions trop fixer l'attention des praticiens sur ce point de pathologie. Il ne serait pas, en effet, impossible qu'en s'y prenant de bonne heure et en dirigeant un traitement rationnel contre cette variété de dysménorrhée on parvînt ainsi à rendre plus rare la stérilité provenant de cette cause.

Ainsi, il en est des ovaires comme de tous les autres organes; l'exercice seul de la fonction devient ici, comme ailleurs, une des causes prédisposantes des affections de l'organe qui en est chargé. Les retours périodiques de l'ovulation, l'acte d'ailleurs tout à fait physiologique, engendrent souvent des inflammations et des altérations consécutives des ovaires, des trompes et de la matrice.

Envisagé sous ce point de vue seulement, le rôle de la menstruation serait déjà considérable. Mais il faut encore tenir compte de la surexcitation que l'inflammation des follicules peut occasionner au milieu de nombreux plexus nerveux du bassin. Il n'est même pas nécessaire que cette inflammation dépasse de beaucoup le degré tout à fait physiologique pour que la surexcitation nerveuse locale soit déjà assez vive chez certaines femmes pour retentir au loin et exaspérer ainsi, comme nous le verrons par la suite, des souffrances qui existaient déjà, ou occasionner de nouveaux troubles de l'innervation. Tout cela se conçoit à merveille aujourd'hui, depuis que nous connaissons bien la physiologie de la menstruation, mais tant qu'on ne voyait dans ce curieux phénomène que l'hémorrhagie, il était difficile de s'en rendre compte d'une manière satisfaisante.

### § 2. — *Affections de la matrice.*

D'après ce que nous avons dit dans le précédent paragraphe, on ne sera pas étonné si quelques auteurs ont pu rapporter des observations de femmes qui, dans l'absence congéniale de l'utérus, ou après l'ablation de cet organe, avaient éprouvé plus ou moins régulièrement des symptômes de molimen menstruel. Cela n'a eu lieu que parce que, chez toutes ces femmes, il y avait des ovaires qui fonctionnaient. Il serait inutile de nous étendre davantage là-dessus; passons de suite à l'examen successif de différentes affections de l'utérus en commençant par les plus simples. Parlons d'abord des douleurs hystéralgiques idiopathiques.

Observation. Une dame de trente-cinq ans environ a été, pendant dix-mois, tourmentée de tranchées utérines qui se répétaient périodiquement tous les soirs. Les règles, malgré ces souffrances, n'éprouvaient aucun dérangement, bien que la malade fût arrivée à la fin dans un grand état de faiblesse. Les narcotiques et les antiphlogistiques furent en vain employés; la maladie s'est dissipée complètement par suite d'une commotion morale occasionnée par la mort subite d'une personne de la maison (1).

Observation. M. Duparcque cite l'observation d'une femme chez qui les douleurs hystériques ont paru le premier jour des règles, qui eurent lieu après huit jours de retard. Ces douleurs avaient le caractère tout à fait propre aux névralgies. L'utérus n'offrait aucune lésion. Les accès se sont répétés tous les jours, et ils devenaient de plus en plus intenses. Les menstrues, qui ont paru simultanément avec le premier accès, se sont prolongées pendant tout le cours de la maladie. Dans l'intervalle des accès, le sang coulait en petite quantité, mais durant l'accès l'écoulement devenait très-abondant. Les antiphlogistiques ont échoué contre cette affection, et elle a été parfaitement guérie par du sulfate de quinine. En même temps que les accès ont disparu, l'écoulement sanguin a cessé de couler (2).

Les faits de cette nature, quoiqu'ils ne soient qu'au nombre de deux, permettent néanmoins déjà de faire quelques réflexions qui ne sont pas dépourvues d'intérêt. Nous voyons en premier lieu que les souffrances idiopathiques de l'utérus, loin de supprimer les règles, semblent plutôt favoriser l'hémorrhagie menstruelle en y appelant le sang davantage. Les névralgies utérines ressembleraient donc en cela à d'autres névralgies, et particulièrement aux névralgies faciales, dont les accès sont généralement caractérisés par une congestion sanguine active vers les parties traversées par la douleur. Chez la malade de M. Duparcque, les règles, qui étaient déjà huit jours en retard, ont commencé à couler le jour même du premier accès, et elles ont été chaque fois plus abondantes pendant les accès. L'effet exercé par la douleur sur la menstruation ne serait donc pas identique selon que la douleur occupe les parties voisines de l'utérus ou l'utérus même. Ici la douleur rend la menstruation plus abondante; le résultat, au contraire, le plus ordinaire des souffrances abdominales qui accompagnent quelquefois le travail de l'ovulation, est la diminution ou même la suppression de l'hémorrhagie. Il en est encore de même dans les douleurs intestinales qui caractérisent la colique de plomb. M. Tanquerel parle d'une femme chez qui les règles, étant venues au début de cette affection,

(1) Pauly, ouvrage cité.

(2) Duparcque, *Traité théorique et pratique sur les altérations organiques de la matrice.*

se sont arrêtées subitement, et n'ont reparu que le mois suivant, lorsque la malade était déjà guérie. Dans deux autres cas, les règles ont manqué complétement à l'époque de l'invasion de la colique saturnine. Ce résultat est assez significatif quand on l'oppose surtout à ce qui a lieu ordinairement lorsque la douleur occupe l'utérus même. On dirait presque que la douleur, attirant toujours le sang vers les parties qui en sont le siége, le détourne ici de la matrice au moment où, sans cela, il s'y serait dirigé. Quand, au contraire, la douleur occupe l'utérus lui-même, alors sa puissance d'attraction ne peut qu'augmenter les effets de la congestion physiologique qui s'opère déjà dans cet organe, et rend ainsi l'hémorrhagie menstruelle plus facile et plus copieuse. Passons maintenant aux déplacements de l'utérus.

Nous avons noté vingt fois l'état de la menstruation dans des cas de prolapsus à différents degrés, d'antéversion et de rétroversion de l'utérus. Ces déplacements étaient quelquefois accompagnés de rougeurs ou d'érosions superficielles au col. Malgré cette légère complication, nous n'avons pas remarqué que la marche de la menstruation ait été influencée d'une manière sensible.

Notre savant confrère, M. Valleix, n'a vu, sur vingt et un cas d'antéversion, les règles diminuer qu'une seule fois; chez deux autres malades, elles étaient, au contraire, plus abondantes, et ont même pris une fois les caractères d'une véritable métrorrhagie (1). Nous ferons remarquer que la malade de cette observation (observation IV) nous semble avoir été atteinte en même temps d'une métrite, ce qui rendrait compte de ses pertes. Nous lisons, en effet, qu'elle a éprouvé en même temps des douleurs dans les seins et la *fosse iliaque droite, et que la douleur s'est étendue ensuite jusqu'à l'hypogastre*. La malade s'est trouvée très-bien d'une application de ventouses scarifiées qui lui a été faite dans le service du docteur Heurteloup.

Si les déplacements de l'utérus n'influent pas d'une manière sensible sur la marche de la menstruation, en est-il de même des flexions? Dans l'opinion générale, on est en quelque sorte persuadé que les flexions de l'utérus doivent gêner la menstruation, la rendre moins abondante, occasionner des

(1) *Des Déviations de l'utérus.*

souffrances pendant les époques menstruelles et empêcher la fécondation. Pour ce qui regarde la menstruation, qui est la seule qui doit nous occuper dans ce moment, nous pouvons affirmer que cette opinion n'est rien moins que fondée. Avant même de consulter les faits, si on avait pris seulement la peine d'examiner de plus près les modifications physiques amenées par l'antéflexion dans le conduit utérin, on se serait de suite aperçu que les obstacles au cours du sang menstruel, qu'on y supposait, n'ont été rien moins qu'imaginaires. Est-ce que la courbure normale de l'urètre chez l'homme a jamais été considérée comme un obstacle à l'écoulement des urines? Cette disposition aurait-elle même existé si elle avait pu gêner la sortie de ce liquide?

Or, l'antéflexion de l'utérus rappelle précisément très-bien, par sa disposition anatomique, la courbure normale dont nous parlons. La matrice est courbée en avant sur la vessie, et, comme le museau de tanche continue de rester à sa place, la cavité de l'utérus et du col forme nécessairement un conduit représentant une courbure à concavité antérieure. Mais ce conduit n'en est pas moins libre et ne peut gêner en rien l'écoulement du sang menstruel. En 1852, est morte à la Pitié, dans le service de M. Aran, une femme atteinte de phlébite suppurée. Cette femme avait en même temps une antéflexion de l'utérus très-prononcée. *L'ouverture du col, etroite et régulière, admettait néanmoins la sonde, qui pénétrait facilement dans la cavité de l'utérus sans être arrêtée ni au niveau de l'orifice interne du col, ni au niveau de la flexion* (1).

Mais voyons ce que nous apprend à cet égard l'observation. Sur quatre cas d'antéflexion et deux de rétroflexion que nous avons observés, nous avons vu la menstruation chaque fois continuer. Trois malades offraient en même temps des symptômes de métrite; aussi perdaient-elles habituellement beaucoup de sang et offraient de temps en temps de véritables pertes.

Sous ce rapport, notre observation est entièrement conforme à celle de notre honorable confrère, le docteur Valleix. Sur onze cas d'antéflexion observés par ce médecin distingué. *la menstruation n'avait été irrégulière que dans deux cas, une*

(1) Valleix, *des Déviations utérines*, p 93

*malade ayant une dysménorrhée habituelle, l'autre ayant eu une suppression momentanée des règles, qui avaient depuis longtemps repris leur cours régulier quand l'antéflexion s'est produite* (1). Le même auteur dit que dans la rétroflexion l'état de la menstruation ne diffère point de celui qu'elle offre dans d'autres déviations.

C'est à Hippocrate qu'il faut remonter pour trouver l'origine de l'opinion qui considérait les déplacements de l'utérus, et surtout les flexions, comme une cause mécanique de la gêne au cours du sang menstruel. « Lorsque l'orifice de l'utérus se replie sur lui-même, la femme n'a point de règles, ou bien elle en a peu, de mauvaise qualité (2). » Nous croyons avoir prouvé suffisamment que cette opinion est entièrement dénuée de fondement. Règle générale, les déplacements et les flexions de l'utérus n'apportent de troubles dans la menstruation qu'autant qu'il y a en même temps une métrite.

La métrite aiguë, par la nature même des causes telles que des accouchements, des fausses couches, etc., etc., donne rarement l'occasion d'observer la marche de la menstruation.

C'est en étudiant cette marche dans la métrite chronique ou sub-aiguë, que l'on peut se faire surtout une juste idée de la nécessité, sur laquelle nous avons déjà insisté, de séparer ce qui appartient, dans la menstruation, aux ovaires, de ce qui appartient à l'utérus. Règle générale, dans toutes les formes de métrite chronique ou sub-aiguë, l'acte physiologique de l'ovulation continue tant qu'il ne subit pas la loi générale que nous développerons par la suite, en vertu de laquelle cet acte s'arrête sous l'influence de l'action prolongée des causes affaiblissantes telles que : une longue diète, des pertes de sang considérables, différentes affections chroniques accompagnées d'abondantes évacuations et conduisant au marasme, etc.

Toutefois, les conséquences du molimen menstruel provoqué physiologiquement par les ovaires ne sont pas absolument les mêmes dans les différentes formes de métrite et sont subordonnées à l'état anatomique de l'utérus.

M. Duparcque a le premier décrit avec soin les deux principales formes anatomo-pathologiques auxquelles on peut réduire la plupart des variétés d'engorgement utérin, et en par-

(1) Ouvrage cité, p. 83.
(2) Ouvrage cité

ticulier l'engorgement inflammatoire. Il les distingue sous le nom d'*engorgement mou* ou *hémorrhagique* et sous celui d'*engorgement dur* (1).

Dans l'engorgement mou, le tissu de l'utérus, ou, ce qui arrive peut-être plus souvent, celui du col, paraît d'un rouge foncé et il semble que le sang coule de sa surface comme par regorgement ou par expression. Dans une période plus avancée, lorsque l'affection passe décidément à l'état chronique, la portion malade est changée en quelque sorte en un *tissu caverneux dont les aréoles sont remplies de sang*. Le parenchyme utérin est réduit en une masse de filaments fibro-celluleux et vasculaires se déchirant avec la plus grande facilité, perdus au milieu du sang coagulé qui s'y est infiltré.

Nous avons recueilli six observations de cette forme de métrite sub-aiguë. Cinq fois l'affection paraissait être bornée au col. Dans toutes ces observations les règles étaient plus abondantes que de coutume et duraient plus longtemps. La moindre excitation locale, une simple exploration des organes sexuels à l'aide du spéculum, quelquefois même le toucher seul suffisent déjà pour faire couler le sang. Une simple émotion morale produit d'autres fois le même effet. De telle sorte qu'il suffit que le véritable molimen menstruel ne s'annonce pas chaque fois avec des caractères bien tranchés, pour qu'il soit facile de ne plus reconnaître la véritable menstruation au milieu de toutes ces hémorrhagies se répétant avec tant de facilité, et de la confondre ainsi avec les pertes ordinaires. Les malades font encore plus facilement cette confusion, seulement ils la font dans un sens inverse, et croient que ce sont leurs règles qui reviennent à chaque instant.

L'état de l'utérus décrit dans ces dernières années sous le nom de *fongosités de la cavité utérine*, pourrait bien n'être autre chose qu'une des formes de l'altération que nous venons de décrire ; les parois de l'utérus y sont également ramollies et imprégnées de sang, et les malades ont des pertes abondantes et répétées, de sorte qu'il est aussi très-difficile de distinguer au milieu d'elles les véritables époques menstruelles. Ce qui semble prouver que dans cet état de l'utérus il doit y avoir également de la diminution de consistance dans les pa-

(1) *Traité théorique et pratique sur les altérations organiques simples et cancéreuses de la matrice.*

rois, c'est la facilité avec laquelle on réussit parfois à enlever, par le grattage, des parcelles de la membrane interne imbibées de sang.

Il n'y a pas longtemps encore, un de nos jeunes chirurgiens les plus distingués, M. le docteur Richard, fit part à la Société de chirurgie d'un accident arrivé à un autre chirurgien, qui semble mettre hors de doute cette diminution de consistance.

Le confrère dont parlait M. Richard, voulant gratter avec une curette l'intérieur de la cavité utérine pour remédier aux hémorrhagies, perfora sans s'en douter les parois de l'utérus et fit sentir à M. Richard la présence de la curette au dehors, à travers les parois abdominales. Le même accident était arrivé déjà plusieurs fois, à ce qu'il paraît, au même chirurgien sans avoir eu d'autres résultats fâcheux. Si le grattage avec la curette réussit quelquefois à faire cesser les hémorrhagies de cette espèce, ne serait-ce pas plutôt grâce à des contractions qu'il provoque dans les parois de l'utérus, qu'à la destruction des fongosités dont l'existence ne paraît pas être constante et est même niée par quelques chirurgiens (1)?

Les retours périodiques du molimen menstruel ajoutent chaque fois une nouvelle excitation, font affluer davantage le sang vers les parois de l'utérus et alimentent ainsi le mal. C'est là un des effets les plus évidents de la menstruation sur le cours de cette affection ; les règles donnent ainsi souvent le signal du retour des hémorrhagies, lesquelles semblaient déjà vouloir s'arrêter quelques jours avant.

D'après ces considérations, il n'est pas sans intérêt pour un praticien de suivre attentivement la marche des époques menstruelles. Dès qu'on s'aperçoit que le molimen menstruel est suivi d'une perte et que cet état de choses prend du développement à l'époque suivante, il faut se hâter d'opposer un traitement convenable, capable de rendre aux parois de l'utérus leur tonicité, et d'arrêter ainsi l'hémorrhagie à son début. Le seigle ergoté et surtout l'ergotine associée à quelques préparations astringentes nous a été plusieurs fois d'un grand secours dans les circonstances semblables.

Profitant de ce que nous avons appris précédemment des bons effets des bains tièdes au début de l'ovarite folliculeuse,

(1) *Gazette des hôpitaux*, 1855, n° 15.

accompagnée de symptômes de dysménorrhée, nous avons voulu étudier leur action chez les femmes sujettes aux pertes utérines, lorsque celles-ci semblaient être favorisées par l'état de l'utérus que nous venons de décrire. Aussitôt qu'après une plus ou moins longue suspension de la perte, le sang recommençait à couler et que nous avons cru pouvoir l'attribuer au réveil périodique de l'ovarite folliculeuse, nous prescrivions un bain tiède dans l'espoir de calmer l'orgasme nerveux et inflammatoire qui accompagne l'ovulation, et diminuer ainsi l'impulsion du sang vers l'utérus. La même chose a été continuée pendant deux ou trois jours de suite.

Nous n'avons eu qu'à nous louer de ce procédé, lequel n'a jamais eu d'ailleurs de suites fâcheuses.

Voici un fait, entre beaucoup d'autres, que nous allons citer, car il vient seulement de se passer, et peut intéresser, sous plus d'un rapport, les praticiens.

Observation. — Madame Ch..., âgée de trente ans, grande, brune et bien constituée, nerveuse et sanguine à la fois, à figure fortement colorée, a eu trois enfants, dont le dernier, il y a dix ans. Sa santé est habituellement bonne, mais, depuis quelques années, elle ressent un peu de douleur dans la région iliaque droite, laquelle douleur augmente quelquefois aux approches des règles. Il y a quatre ans, cette dame avait éprouvé un retard de trois semaines à un mois environ. Ses règles sont venues abondamment après, et se sont prolongées sous forme d'une perte pendant trois semaines, au bout desquelles, sous l'influence du repos, du régime rafraîchissant et du seigle ergoté, la malade s'est rétablie après avoir rendu en dernier lieu un caillot de sang d'ancienne formation, formant une boule noire de la grosseur d'un œuf de poule, offrant une cavité au centre, et exhalant une odeur infecte. Examinée par nous et par notre savant confrère et ami M. le docteur Lebert, cette pièce paraissait être formée exclusivement d'une concrétion fibrineuse du sang.

Il y a un an, étant à la campagne, la malade a eu également une perte assez abondante qui a été combattue par les mêmes moyens et s'est terminée heureusement après l'expulsion de quelques caillots récemment formés.

Le 18 mai dernier, la malade a vu paraître ses règles après huit à dix jours de retard; elles étaient très-abondantes et ont pris de nouveau l'aspect d'une perte. La malade rendait tous les jours, après quelques coliques, des caillots mous, arrondis, légèrement aplatis, sans odeur. Très-souvent, elle nous a dit avoir senti distinctement quand le sang affluait dans la cavité de la matrice; elle éprouvait alors un sentiment de distension suivi presque toujours, au bout d'un certain temps, de coliques suivies bientôt de l'écoulement de sérosité rougeâtre et à la fin de l'expulsion des caillots. Le repos le plus absolu a été prescrit. La malade gardait constamment la position horizontale, avait le bassin légèrement élevé, ne prenait que des bouillons ou des potages froids, et, dans l'intervalle, de la limonade. Nonobstant cela, cet état continuait et faisait chaque jour de nouveaux progrès. L'ergotine, à la dose de 3 grammes, associée à autant de sulfate d'alumine et de potasse, ainsi qu'à 1 gramme d'acide benzoïque, à prendre en vingt-quatre heures, a été administrée sans aucun résultat. Les forces s'affaiblissaient tous les jours; la malade est devenue excessivement pâle, son pouls était à peine perceptible et battait 80 fois par minute, la peau plutôt froide que chaude; souffle dans les carotides et au cœur. Une nouvelle dose d'ergotine, associée de la même manière, semble diminuer la perte.

Le 12 juin, M. le professeur Bouillaud est demandé en consultation; comme nous, il considère la position de la malade comme fort grave; il conseille de continuer le même traitement. De plus ayant constaté avant l'arrivée de notre illustre maître la présence d'un caillot ferme et infect dans la cavité du col, nous avons cru devoir tenter son expulsion à l'aide de contractions provoquées par des injections prolongées pratiquées sur le col lui-même, et, au besoin, de procéder à l'extraction du caillot avec des pinces. Cette idée, approuvée par M. Bouillaud, a été mise immédiatement à exécution. Les injections n'ayant pas tout entraîné, le reste du caillot a été saisi à l'aide de pinces introduites au moyen d'un spéculum brisé, dans la cavité du col, et nous l'avons entraîné en trois ou quatre fragments qui exhalaient une odeur infecte. Depuis lors la malade ne rendait plus qu'un peu de liquide noirâtre et de mauvaise odeur pendant à peu près vingt-quatre heures. On s'est contenté de continuer les injections deux ou trois fois par jour, chaque fois pendant cinq minutes, et tout est rentré dans l'ordre. La malade prenait tous les jours de plus en plus de nourriture, ses joues et ses lèvres avaient déjà recommencé à se colorer, lorsque le 24, il a paru de nouveau un peu de sang rosé. La douleur de la région iliaque droite qui n'avait, il est vrai, jamais cessé complétement, avait en même temps un peu augmenté; cependant, de même que les autres fois, on n'y distinguait qu'un peu d'empâtement sans aucune tuméfaction sensible. 1 gramme d'ergotine associée comme précédemment n'a produit aucun effet. Le lendemain, la malade, après avoir éprouvé de nouveau une sensation de tension dans la matrice, a rendu, après quelques coliques, de l'eau roussâtre suivie plus tard de l'expulsion d'un gros caillot de récente formation, sans odeur. Il nous a paru évident que ce retour de l'hémorrhagie devait être attribué au molimen menstruel, et malgré les appréhensions de la malade à prendre un bain dans cet état, nous lui en avons fait prendre un immédiatement. Elle y est restée pendant trois quarts d'heure et s'y est très-bien trouvée. Depuis lors la perte a été arrêtée et le linge continuait à peine d'être légèrement teint de sang, comme pendant les règles faibles. Cependant le mari de la malade, effrayé du retour de la perte, nous a prié, avant la prescription du bain, d'organiser, pour le lendemain une nouvelle consultation avec notre excellent confrère et ami M. le docteur Vernois, qu'il connaissait particulièrement. Notre habile confrère a été mis ainsi à même de constater l'excellent effet du bain, et n'a pas pu s'empêcher de porter un pronostic favorable. Le surlendemain l'écoulement de sang continuait, plus faible encore que la veille. La malade a pris un nouveau bain et s'en est encore parfaitement trouvée; elle nous a dit éprouver un sentiment de légèreté et de bien-être dans l'hypogastre où elle avait toujours senti un peu d'embarras auparavant.

Au lieu d'offrir cette diminution de consistance qui fait que ses parois se laissent infiltrer de sang et qu'il coule avec la plus grande facilité au dehors, la matrice présente quelquefois une disposition inverse, c'est une espèce d'exagération de consistance normale qui rend son tissu plus ferme au toucher. Cet état désigné par M. Duparcque sous le nom d'*engorgement dur*, est propre surtout à certaines formes de congestion de l'utérus, mais il peut aussi accompagner la métrite chronique. Ici les vaisseaux de l'utérus sont très-gorgés de sang, surtout aux époques de l'ovulation, mais les parois de cet organe offrent tant de rigidité que le sang coule à peine dans sa cavité. Souvent cet état congestif occasionne beaucoup de douleur et constitue à lui seul une cause de *dysménorrhée*. Quelquefois l'hémorrhagie menstruelle peut même complétement manquer pendant toute la vie; tout se borne alors aux symptômes de molimen, comme par exemple dans l'observation suivante que nous empruntons à l'ouvrage de M. Duparcque.

Observation. — Mademoiselle L... présente, dès l'âge de quinze ans, le développement extérieur qui caractérise l'entrée en puberté. Les phénomènes qui préludent d'ordinaire à l'apparition des règles se manifestent, pendant quelques mois, à des époques irrégulières, mais sans écoulement de sang; chaque fois, des douleurs de reins et de bas-ventre, une leucorrhée modérée, de la courbature, un malaise général, la retiennent au lit pendant deux ou trois jours. Plus tard, ces phénomènes affectent une marche périodique très-régulière, et deviennent de plus en plus intenses et d'une plus longue durée. A la neuvième époque, l'engorgement prend le caractère de métrite aiguë : douleurs hypogastriques et sacro-lombaires, très-violentes, tension de l'abdomen, vomissements spontanés, délire, fièvre, etc.

Ces accidents cèdent à un traitement antiphlogistique prompt et actif.

Les époques menstruelles suivantes reviennent avec le même appareil de symptômes, tantôt plus, tantôt moins violents. Des phénomènes nerveux s'y joignent sous forme de suffocations, de palpitations, de convulsions, et parfois de catalepsie.

Des traitements rationnels et empiriques furent successivement, alternativement et simultanément mis en usage, mais sans succès. Les émissions sanguines, pratiquées au début des accidents, ont toujours été de tous les moyens employés, celui qui a le plus efficacément prévenu leur recrudescence.

On pense enfin que le mariage pourrait être avantageux; il eut lieu à l'âge de vingt ans : loin d'en être diminués, les phénomènes pathologiques sévirent avec plus de violence.

Cette dame avait vingt-trois ans lorsque je fus appelé pour enlever les accidents auxquels elle était alors en proie : c'était au commencement de juillet 1829. Elle était levée, mais ne pouvait se redresser à cause des douleurs qu'elle ressentait dans le bas-ventre, et qui se prolongeaient dans les reins, les aines, les fesses et la partie antérieure des cuisses; elle se plaignait d'étouffements, de céphalalgie; le pouls battait cent-dix fois par minute; il était dur et concentré; le teint général était frais et la figure animée. Le toucher me fit reconnaître le col de l'utérus court, épais, et s'élargissant en se confondant avec le corps de l'organe, que je pouvais sentir à travers la paroi vaginale en promenant le doigt autour du col; il me parut développé comme à deux mois de grossesse; son orifice était entr'ouvert et rempli par une matière visqueuse.

Je pus saisir le fond de l'organe en appliquant la main gauche au-dessus du pubis, et refoulant la paroi abdominale vers le bassin; il était régulièrement sphéroïdal et à peu près du volume d'un œuf d'oie. Cet examen ne put se faire sans augmenter les douleurs : un accès d'hystérie en fut le résultat. (Saignée d'une demi-livre, répétée le soir; cataplasmes, bains.) Je voulus essayer ce que produirait un traitement antiphlogistique et résolutif prolongé et rigoureux; mais la malade s'y refusa; l'insuccès de tout ce qu'elle avait pu faire l'ayant persuadée que son état pouvait être seulement pallié, mais non guéri.

La malade avait été admise à l'Hôtel-Dieu, puis à la Charité, et là on s'était assuré, par l'introduction d'un stylet qui avait pénétré jusque dans la cavité utérine, que l'aménorrhée et les accidents consécutifs n'étaient pas occasionnés par une imperforation; la même exploration me fournit les mêmes résultats (1).

Il n'y a pas le moindre doute que chaque retour de molimen

(1) Ouvrage cité p. 22

menstruel ne peut qu'ajouter à l'état de congestion de l'utérus. L'influence de la menstruation est ici on ne peut pas plus évidente. Moins dans ce cas l'hémorrhagie menstruelle est abondante, et plus il y aura à craindre de voir s'aggraver la lésion utérine ainsi que ses symptômes, aux époques suivantes. Diminuer l'état de congestion par des saignées dérivatives et des bains, éloigner toutes les excitations directes ou sympathiques des organes sexuels, telles sont les principales indications dans cette circonstance. Ce sera le meilleur moyen de faciliter l'hémorrhagie menstruelle et lui donner en même temps l'occasion de contribuer pour sa part, qui peut être assez large dans l'espèce, à la résolution de l'engorgement de l'utérus.

Des corps fibreux, des polypes et d'autres tumeurs plus ou moins analogues, qui se développent dans les parois ou dans la cavité de l'utérus, n'amènent pas ordinairement de troubles notables dans la menstruation proprement dite. Cependant, il est important de faire observer que cette question a été rarement jugée à son véritable point de vue. La plupart du temps, les tumeurs dont nous parlons, irritant sans cesse par leur présence l'utérus, provoquent des hémorrhagies plus ou moins abondantes. Aux yeux de ceux qui confondent la menstruation avec toute autre hémorrhagie, ces tumeurs semblent, par conséquent, modifier la menstruation elle-même, la rendre abondante et irrégulière. Mais les ouvertures des cadavres ont prouvé suffisamment que les produits morbides dont nous parlons peuvent séjourner quelquefois pendant assez longtemps dans la matrice, sans qu'on ait observé pendant la vie d'autres hémorrhagies utérines que l'hémorrhagie menstruelle parfaitement caractérisée. D'un autre côté, quand on examine avec attention, il n'est pas rare de pouvoir suivre, au moins pendant quelque temps, au milieu de nombreuses hémorrhagies pathologiques, la marche assez régulière des époques menstruelles. Les malades elles-mêmes savent très-bien faire cette distinction ; la confusion n'arrive forcément qu'à une époque avancée de la maladie. Alors il peut même arriver que le travail de l'ovulation, subissant la loi commune, arrête son développement périodique sous l'influence de l'appauvrissement du sang et de l'affaiblissement progressif de l'économie, et que l'hémorrhagie menstruelle disparaisse alors complétement pour être remplacée par des hémorrhagies pathologiques.

Ce que nous venons de dire s'applique également aux affections cancéreuses de l'utérus. Nous avons vu plus d'une fois le cancer faire déjà des ravages considérables avant que le moindre trouble de la menstruation en ait fait soupçonner l'existence. Le cancer de l'utérus n'est donc pas opposé par sa nature au travail de l'ovulation; et si cette opinion avait encore besoin de nouvelles preuves, nous n'aurions qu'à rappeler des exemples assez nombreux de femmes qu'on a vues devenir enceintes malgré l'état squirreux déjà très-avancé du col de la matrice.

Avec les progrès de la maladie, il survient souvent des métrorrhagies abondantes qui peuvent devenir presque continuelles, mais ici également ces pertes de sang n'ont rien de commun avec l'hémorrhagie menstruelle proprement dite. M. Brière de Boismont a évidemment confondu ces deux choses, tout à fait distinctes, quand il dit que « le squirre, le cancer, les champignons, les ulcérations cancéreuses, *offrent à un haut degré les troubles de la menstruation*; quelquefois même ce désordre est le seul, dit cet honorable confrère, qui vienne révéler, avec la rapidité de la foudre, l'existence de cette affreuse maladie. Quel est le praticien, poursuit M. Brière de Boismont, qui n'a vu la perte utérine se montrer au milieu de toutes les apparences de la santé, et le toucher révéler, mais trop tard, une désorganisation arrivée au dernier terme (1). »

L'opinion de notre honorable confrère n'est pourtant contraire à celle que nous avons émise tout à l'heure qu'en apparence; elle n'est contraire que dans l'appréciation, qui est évidemment erronée; mais il n'en est plus de même quant au fait principal qui a servi à cette appréciation. Nous sommes aussi du nombre des praticiens qui ont eu l'occasion d'assister à des pertes venant quelquefois subitement trahir les désorganisations déjà profondes du col, que rien jusqu'alors ne semblait encore annoncer, pas même le moindre dérangement dans la menstruation. En disant que ces pertes peuvent arriver *au milieu de toutes les apparences de la santé*, M. Brière de Boismont ne nous semble pas avoir voulu dire autre chose que nous. L'idée *de toutes les apparences de la santé* semble évidemment, en cette circonstance, exclure celle d'un trouble tant soit peu notable dans la menstruation.

(1) Ouvrage cité, p. 510.

Voilà ce qu'une observation attentive nous a appris de l'influence des affections cancéreuses sur la menstruation. Quant à l'influence réciproque de la menstruation sur ces affections, ce serait vraiment une tâche stérile que de l'examiner partiellement à chaque époque des règles; on n'arriverait ainsi assurément à aucun résultat satisfaisant. Pour apprécier cette influence à sa juste valeur, il est nécessaire d'envisager la menstruation dans l'ensemble de son exercice.

Jusqu'ici nous avons vu que l'influence des règles a été généralement défavorable à la métrite chronique; que les retours périodiques du molimen menstruel ajoutaient toujours au mal et l'alimentaient, pour ainsi dire, sans cesse. Ce résultat a été tellement frappant pour nous, que nous l'avons adopté pour base de notre pronostic. Toutes les fois que nous donnons des soins à une malade affectée de métrite chronique rebelle, dans un âge voisin de celui de la ménopause, nous aspirons le plus ardemment après l'époque de la cessation définitive de la menstruation, persuadé que nous sommes, par l'expérience, que la maladie étant alors réduite à ses propres éléments, il nous serait plus facile de nous en rendre maître.

Ce serait vraiment une étude intéressante à faire que de rechercher si cette influence défavorable de la menstruation ne s'étend pas jusqu'aux affections cancéreuses de l'utérus. Nous regrettons de ne pas posséder de documents suffisants pour pouvoir résoudre cette question directement par nous-même à l'aide d'une statistique bien faite. Quoi qu'il en soit, si nous jugeons d'après l'impression générale produite sur notre esprit par des cas qui se sont présentés à notre observation, nous serions disposé de croire que le rôle de la menstruation ne diffère pas, dans cette circonstance, de celui que nous lui avons vu jouer dans les altérations organiques simples de l'utérus. M. Duparcque paraît avoir été impressionné de la même manière :

« Généralement, dit ce médecin distingué (1), les altérations organiques qui se développent dans l'utérus des femmes âgées, ou qui, développées à une époque plus ou moins antérieure, n'ont pas reçu du retour d'âge une impulsion dangereuse, ont une marche lente, et malgré les désordres organiques,

(1) Ouvrage cité, p. 54.

souvent considérables, qui les constituent, elles n'exercent aucune action notable sur la santé générale. »

A chaque pas, on pourrait rencontrer ainsi quelque nouvelle preuve de l'exagération de l'opinion, qui a prétendu faire de l'âge de la ménopause une espèce d'*enfer des femmes*, qu'elles auraient été condamnées de traverser avant d'aborder la vieillesse.

Rien pourtant n'est plus faux que cette manière de voir. Mais telle est la puissance des idées préconçues, que des hommes des plus distingués sont venus, les chiffres en main, sacrifier aux préjugés, sans se douter même que ces chiffres, car rien n'est impertinent, on le sait, comme les chiffres, prouvaient précisément tout le contraire. La chose vaut réellement la peine qu'on l'examine de plus près.

Sur 409 cas d'affections cancéreuses de l'utérus notés à la maison royale de santé dans l'espace de douze ans, par madame Boivin, il y en avait :

| | | | | | |
|---|---|---|---|---|---|
| 12 | au-dessous | de | 20 | ans | |
| 83 | de | 20 | à | 30 | » |
| 102 | de | 30 | à | 40 | » |
| 106 | de | 40 | à | 45 | » |
| 95 | de | 45 | à | 50 | » |
| 7 | de | 50 | à | 60 | » |
| 4 | de | 60 | à | 70 | » |

La conclusion la plus simple, la plus naturelle, la plus logique que l'on puisse tirer de l'examen de ce tableau, peut être formulée en ces termes : les affections cancéreuses de l'utérus, rares au début de la période menstruelle de la vie, deviennent de plus en plus fréquentes à mesure que cette période s'avance et que les ovaires comme l'utérus jouent un rôle plus actif chez la femme, pour diminuer ensuite progressivement, à partir de l'âge de quarante-six ans, qui peut être considéré comme l'âge moyen de la cessation de la menstruation en France (1).

En dégageant ainsi l'esprit de l'influence des préjugés, on pourrait arriver à faire parler d'une manière impartiale tous

(1) Ayant noté le moment de la cessation des règles chez 110 femmes de l'hospice de la Salpêtrière, nous avons obtenu, pour la moyenne, l'âge de 46,05.

les tableaux statistiques qui ont été faits pour cette circonstance et arriver à peu près aux mêmes conclusions.

Dupuytren (1), qui, à l'exemple de tant d'autres, croyait encore à la fiction du *retour d'âge*, et à ses dangers exagérés, attribue à sa fâcheuse influence la fréquence relativement plus grande des polypes aux approches de la cessation de la menstruation. Voici le tableau qui devait consacrer cette erreur. Sur 57 femmes affectées de polypes, les accidents dépendant de cette affection se sont déclarés :

Chez 1 de 15 à 20 ans
Chez 10 de 20 à 29 »
Chez 19 de 30 à 39 »
Chez 23 de 40 à 49 »
Chez 3 de 50 à 59 »
Chez 1 de 60 et au-dessus.

Que prouvent ces chiffres, sinon que la fréquence des polypes est toujours en raison directe de la durée du temps qui s'est écoulé depuis le commencement de l'exercice de la menstruation. Le chiffre le plus élevé, 23, tombe précisément sur l'intervalle compris entre quarante et quarante-neuf ans, c'est-à-dire sur une époque où les ovaires, de même que la matrice, comptaient déjà plus de trente années d'exercice attaché à leurs fonctions. Une fois ce terme dépassé, nous voyons la fréquence des polypes diminuer avec une rapidité surprenante.

Le molimen menstruel peut donc être considéré comme très-défavorable à toutes les affections de l'utérus, en général, et en particulier aux affections cancéreuses. Les retours périodiques de l'excitation physiologique qui part des ovaires peut favoriser le développement des affections simples et rendre la transformation cancéreuse plus rapide chez les sujets qui s'y trouvent prédisposés. Ce résultat ne se trouve pas seulement sanctionné par des tableaux statistiques des auteurs, mais il est conforme aux principes les mieux établis de la physiologie et de la pathologie générale, d'après lesquels chaque organe possède déjà, dans les rouages nécessaires à l'accom-

(1) *Leçons orales de clinique chirurgicale, faites à l'Hôtel-Dieu de Paris*, . III, p. 483.

plissement de ses fonctions, des conditions prédisposantes à ses altérations, à ses maladies. Toutes choses étant égales d'ailleurs, la probabilité de ces troubles est en raison directe de la durée des fonctions et de l'activité déployée par les organes.

Mais comment se fait-il, pourra-t on demander, qu'une pareille erreur ait pu traverser tant de générations médicales sans plus de contrôle? A cela nous répondrons : n'a-t-on pas cru aussi jusqu'à ces derniers temps que les accidents décrits sous le nom d'*étranglement intestinal*, dans les hernies inguinales, étaient provoqués par la constriction exercée sur l'intestin par des anneaux du canal qui porte ce nom ? N'a-t-on pas cru que ces anneaux pouvaient couper l'intestin, le faire tomber en gangrène? que les accidents décrits sous le nom d'*engouement* étaient provoqués par l'embarras stercoral dans l'anse intestinale. Cependant M. Malgaigne a démontré que tous les grands chirurgiens qui pensaient ainsi, étaient dans l'erreur ; l'opinion du savant professeur a triomphé !

Nous n'aurions que l'embarras du choix si nous voulions citer d'autres exemples de différentes fictions médicales ou chirurgicales dues au déroulement logique d'une série des conséquences d'un faux principe qu'on avait d'abord accepté comme vrai. Il a été généralement admis jusqu'à ces derniers temps que la menstruation était une fonction éliminatoire destinée à débarrasser l'économie du trop plein de sang et même de certaines matières *peccantes*. Cette opinion une fois adoptée, que de préoccupations pour de pauvres femmes et même pour les médecins, au moment où cette soupape de sûreté allait être tout à coup fermée ! La crainte de la voir fermée relativement trop tôt devait s'emparer tout naturellement des esprits. On redoute généralement, et non sans raison, la fermeture d'un exutoire dont on a eu l'habitude pendant longtemps, et comment ne pas redouter l'époque de la suppression des règles, laquelle, d'après les idées qu'on se formait du rôle de la menstruation dans l'économie, équivalait au moins à la suppression d'un vieux cautère de trente à trente-cinq ans? Nous avons choisi à dessein cette comparaison, car non seulement elle rend bien l'idée que l'on attachait d'abord aux dangers de l'âge critique, mais elle démontre en même temps, comment, pour s'être écarté de la route tracée par des inductions logiques, on a fini par tomber dans un labyrinthe dont il est difficile de sortir. Que l'on craigne, en effet, la suppression d'un ancien cautère, cela se conçoit à merveille; on conçoit encore très-bien qu'on se sente disposé d'attribuer à cette suppression des accidents ou des maladies qui peuvent se déclarer après, mais qu'un médecin s'avise d'attribuer déjà à cette suppression des accidents qui se déclarent, lorsqu'elle n'est encore qu'en projet, on ne manquerait pas de le prendre en pitié. Cependant ceux qui attribuent à la ménopause, les maladies qui surviennent quatre ou cinq ans avant la cessation des règles, ne font pas en vérité autre chose!

Mais nous ne voulons pas dire pour cela que la cessation des règles soit complétement indifférente pour l'économie, ni que, ce qu'on appelle ordinairement l'âge critique, ne mérite pas de fixer une attention sérieuse du médecin. Ce serait donner une tâche trop facile à tout observateur attentif, qui n'aurait qu'à vouloir pour trouver de suite une foule de faits à nous opposer qui prouveraient le contraire. Comment supposer même qu'une fonction aussi importante que la reproduction de l'espèce, puisse être rayée du programme de la vie sans que cela provoque quelques troubles sympathiques dans les fonctions avec lesquelles elle a été pendant longtemps si étroitement liée; sans que cette rupture n'amène de changements dans l'équilibre de différents systèmes de l'économie. L'organisme doit nécessairement passer par différentes modifications avant d'arriver physiologiquement à la suppression de l'ovulation. Ces modifications doivent s'annoncer plus ou moins longtemps à l'avance et avoir déjà des caractères propres avant que l'hémorrhagie menstruelle, qui continue toujours d'avoir lieu, y fût pour quelque chose Les effets de la cessation des règles ne peuvent pas être ainsi escomptés. Mais lorsque l'acte physiologique de l'ovulation est définitivement arrêté, et qu'avec lui cesse l'excitation qui provoquait périodiquement la menstruation, alors la suppression de l'hémorrhagie, dont l'économie avait contracté une longue habitude, peut à son tour, mais alors seulement, occasionner des troubles en rapport avec sa nature, son abondance passée, ses relations physiologiques ou pathologiques antérieures, et la constitution des sujets Telle est, croyons-nous, la seule manière rationnelle, d'envisager les différents symptômes qui caractérisent les dernières années de la vie menstruelle, et qu'on a confondus à tort dans le fantôme épouvantable désigné sous le nom d'âge critique des femmes.

## CHAPITRE II.

### De l'influence des affections des organes respiratoires sur la menstruation et de celle que cette évacuation exerce sur la marche de ces affections (1).

#### § 1. — *Affections aiguës des organes respiratoires.*

Quelle est l'influence des inflammations aiguës des organes respiratoires sur la menstruation? Pour répondre convenablement à cette intéressante question, nous avons divisé les affections aiguës de poitrine en trois ordres: 1° bronchite; 2° pleurésie; 3° pleuro-pneumonie.

Nous avons recueilli douze observations de bronchite aiguë, dont six appartiennent à l'épidémie de la grippe qui a régné dernièrement. Chez six malades l'affection était assez intense et accompagnée de fièvre; chez toutes d'ailleurs elle était caractérisée par des signes stéthoscopiques, tels que les différentes formes de râle bullaire, râle muqueux, sous-crépitant, crépitant, les râles sibilant, ronflant, etc.

Nous n'avons remarqué chez aucune de ces malades d'influence notable de la part de l'affection des bronches sur l'évacuation menstruelle. Les règles sont venues chez toutes ces malades à leur époque ordinaire, et si quelquefois il y avait un peu de différence dans la durée ou dans l'abondance de cette évacuation périodique, cela pouvait être toujours expliqué par des circonstances étrangères à la maladie. Ainsi, règle générale, cette modification n'a été observée que chez les malades auxquelles on avait pratiqué quelques saignées avant l'arrivée des règles ou chez celles qui avaient gardé le lit pendant toute la durée de l'évacuation menstruelle.

D'un autre côté, nous n'avons pas non plus remarqué que la menstruation eût jamais influé avantageusement sur la marche de l'affection des bronches. Toutes nos malades con-

(1) Ce chapitre est la réimpression de l'article publié dans la *Gazette médicale de Paris*, le 25 juin 1842. Nous le reproduisons sans aucun changement. Il nous eût été facile d'ajouter de nouveaux faits pour corroborer les opinions qui s'y trouvent exprimées, mais nous avons mieux aimé de ne faire aucune modification n'ayant rien à changer aux conclusions.

tinuaient à tousser pendant les règles. Quatre ont déclaré avoir éprouvé plus de malaise et une augmentation dans la toux et l'oppression aux approches des règles et pendant les premiers jours de leur écoulement. Chez aucune malade l'affection n'a été jugée par cette évacuation.

Un des problèmes les plus difficiles à résoudre est sans contredit l'influence des phlegmasies aiguës intenses sur la marche de la menstruation et réciproquement l'influence que cette évacuation peut exercer sur ces phlegmasies. La difficulté augmente encore dans les affections telles que des pneumonies, des pleurésies, etc., où très-souvent on a recours aux émissions sanguines abondantes et répétées, lesquelles pourront déjà par elles-mêmes modifier singulièrement la marche de la menstruation et celle des maladies.

Il est indispensable de procéder dans cette circonstance à l'analyse des faits avec une extrême sévérité, *perpendendo semel observationes*; sans cela on risque d'attribuer à la maladie ou à la menstruation ce qui peut être le résultat du traitement. Aussi, pour ces affections, au lieu de nous borner à des conclusions générales, nous croyons devoir donner une description détaillée de plusieurs observations de pleuro-pneumonie capables de jeter quelque jour sur cette importante question.

Le premier fait est relatif à une femme de dix-neuf ans, culottière, menstruée régulièrement tous les mois depuis l'âge de dix ans. Ses règles donnaient ordinairement quatre à cinq jours et étaient assez abondantes. Sa maladie datait depuis quinze jours.

A son arrivée à l'hôpital (le 1er mars 1839), on a trouvé 104-108 pulsations et de la crépitation fixée au sommet du poumon gauche en avant et en arrière. Deux saignées de trois palettes furent pratiquées. Le lendemain cinq autres palettes furent retirées à l'aide de ventouses scarifiées. Le quatrième jour, un large vésicatoire fut posé sur le côté affecté de la poitrine.

Les règles sont venues dans la nuit du 5 au 6 mars. Nous avons constaté par nous-même l'existence de cette évacuation. Ayant examiné de nouveau la malade, nous avons trouvé que les crachats continuaient encore à être rouillés, et nous avons entendu distinctement de la crépitation. A partir de la deuxième saignée, il y a eu déjà une amélioration notable. Le 7 mars, on a commencé à donner un bouillon. Les règles ont cessé de couler le 7 au soir.

Cette observation est réellement fort intéressante. A elle

seule, elle prouve déjà que les affections aiguës des organes respiratoires n'ont pas une influence aussi grande sur la menstruation, comme on est généralement porté à le croire. Ce qu'il y a encore de remarquable, c'est que l'évacuation menstruelle n'a pas été modifiée par des émissions sanguines assez abondantes et qu'elle n'a pas amené de changement notable dans la maladie.

La deuxième observation a pour sujet une femme de quarante ans, blanchisseuse, admise à l'hôpital le 24 avril 1839 le quatrième jour de sa maladie. Cette femme, de constitution moyenne, était bien réglée toute sa vie, depuis l'âge de 15 ans. Ses règles donnaient ordinairement deux à trois jours et étaient peu abondantes. Le deuxième jour de la maladie on pratiqua une saignée et on fit appliquer 15 sangsues sur le côté douloureux.

Le jour de son entrée à l'hôpital, nous avons noté 36-40 inspirations et 100-104 pulsations par minute, toux augmentant la douleur de côté, matité à la partie antérieure et externe du côté gauche. En arrière, la matité occupait toute l'étendue depuis l'épine de l'omoplate jusqu'en bas, et nous avons entendu distinctement le souffle bronchique et la bronchophonie avec un peu de crépitation fine. Le sommet du poumon droit était également malade; nous y avons trouvé de la matité; dans la fosse sus-épineuse, du souffle bronchique et de la bronchophonie. Les crachats étaient safranés, gélatiniformes. Une saignée d'une livre a été pratiquée au moment de l'arrivée à l'hôpital; le deuxième jour, une autre saignée de trois palettes et une application de ventouses scarifiées de trois palettes également. Le troisième jour, la malade allant sensiblement mieux, on s'est borné à l'application d'un large vésicatoire sur le côté gauche de la poitrine.

Le même jour, le 26 avril au matin, les règles sont venues à leur époque habituelle. Elles ont duré un peu moins que de coutume et se sont arrêtées dans la nuit du 27 au 28.

Le 28, on a donné un peu de bouillon, et la malade n'a pas tardé à entrer en convalescence.

La malade de la troisième observation est une femme de chambre, âgée de dix-neuf ans, affectée depuis trois jours de pleuro-pneumonie du premier au second degré, à la base des deux poumons, mais surtout à gauche. A son entrée à l'hôpital, nous avons noté l'existence du râle sibilant en avant, des deux côtés; un peu de râle crépitant à la partie inférieure du poumon droit en arrière; résonnance faible à la partie postérieure et inférieure du poumon gauche, accompagnée de souffle bronchique et de crépitation bien distincte; crachats rouillés; 120 pulsations.

On a pratiqué à la malade, le jour de son entrée, une saignée de trois palettes; le lendemain, une autre saignée de trois palettes et une évacuation de trois palettes de sang à l'aide de ventouses. Le troisième jour, son pouls était encore à 120 pulsations, et il y avait encore 28-32 inspirations par minute ; les crachats étaient albumineux, fortement spumeux ; cependant il y avait une grande amélioration dans les signes locaux, et les règles sont arrivées dans la journée.

Le lendemain des règles, les crachats étaient encore spumeux, et il y avait 112-116 pulsations. Le troisième jour des règles, le mieux était notable. Les règles cessèrent vers la fin de la journée.

La quatrième malade était âgée de trente ans, toujours bien réglée depuis l'âge de quatorze ans. Il s'était déjà écoulé à peu près trois semaines depuis ses dernières règles, lorsqu'elle a été prise d'un point de côté à gauche, avec toux et crachats sanguinolents Nous avons noté, le troisième jour de la maladie, l'existence de la matité du souffle bronchique et du râle crépitant à la partie postérieure du côté gauche. Deux saignées de trois palettes et une application de 40 sangsues sur le côté douloureux furent faites les deux premiers jours de son séjour à l'hôpital. Le troisième jour le mieux était sensible ; les règles ont paru dans la journée et ont continué pendant trois jours.

A ces observations, nous pouvons en ajouter une cinquième, qui nous a été communiquée par M. Gauthier de Claubry, membre de l'Académie de médecine. Ce médecin distingué, après avoir prescrit un jour une saignée à une malade affectée de pleuro-pneumonie. a eu à lutter contre une énergique opposition de la part des parents de la malade, qui, sachant qu'elle se trouvait au moment des règles, avaient jugé la saignée inopportune. M. Gauthier de Claubry agit dans cette circonstance en praticien éclairé. Malgré cette apparente contre-indication, il fit pratiquer immédiatement la saignée, et la même opération fut répétée le lendemain matin. Cependant la menstruation n'a pas discontinué, et loin de produire les fâcheux effets que l'on redoutait, la conduite de notre habile confrère a été couronnée d'un plein succès. La malade n'a pas tardé à être entièrement rétablie.

Examinons actuellement quelques faits relatifs à l'inflammation de la plèvre.

Dans une de nos observations, il s'agit d'une domestique, âgée de vingt-sept ans, habituellement bien réglée, malade déjà depuis deux mois. La malade s'est refroidie, ayant eu chaud, et a commencé à tousser. La toux, d'abord sèche et sans aucune douleur de côté, a été plus tard accompagnée d'une expectoration muqueuse et d'un point au-dessous du rein gauche. A son entrée à l'hôpital de la Charité (le 15 février 1839), nous avons constaté ce qui suit : résonnance généralement plus faible en arrière et à gauche qu'à droite, surtout en bas, bruit de frottement pleural, et de temps en temps un peu de râle sibilant ; 84-88 pulsations. La malade a eu deux saignées, une de trois et l'autre de 4 palettes, une application de ventouses scarifiées et un large vésicatoire sur le côté affecté.

Dans le commencement de la maladie, lorsque la malade était encore chez elle, les règles avaient déjà paru à leur époque ordinaire et avaient duré comme d'habitude. Elles ont reparu la veille de l'entrée de la malade à l'hôpital, et nous avons constaté leur existence à notre premier examen. Ce qu'il y a de remarquable, c'est que, malgré de si abondantes saignées, la menstruation a duré trois jours, comme de coutume, et que nous n'avons remarqué aucune influence salutaire de la part des règles sur la marche de l'affection des organes respiratoires.

Dans une autre observation, il s'agit d'une portière, âgée de trente-quatre ans, affectée depuis six jours de pleurésie, avec épanchement occupant la moitié inférieure du côté droit de la poitrine. Nous avons constaté chez elle : matité, avec absence de la respiration vésiculaire, et souffle bronchique près de l'angle inférieur de l'omoplate du côté droit. Cependant les règles sont venues le troisième jour de la maladie à leur époque ordinaire, et ont duré comme de coutume, sans avoir eu aucune influence favorable sur la marche de l'inflammation de la plèvre.

Une autre observation a pour sujet une femme âgée de quarante-deux ans, toujours bien réglée. Sa maladie datait déjà depuis deux mois, mais elle est devenue évidemment plus aiguë depuis peu de temps. Nous avons trouvé chez elle de la matité dans le tiers inférieur du poumon gauche, avec souffle bronchique, égophonie et 100-104 pulsations par minute. Cette femme eut d'abord ses règles dans le commencement de sa maladie, et la seconde fois, le lendemain de son entrée à l'hôpital. L'évacuation menstruelle n'a montré, à aucune de ces deux époques, d'influence sensible sur la marche de la maladie. A la première époque les règles ont duré comme d'habitude ; à la seconde elles se sont supprimées, il est vrai, au bout de vingt-quatre heures. Mais ceci se laisse expliquer à la fois et par l'arrivée récente de la malade à l'hôpital et par des émissions sanguines qu'on lui avait pratiquées.

Le fait que nous allons rapporter n'est pas moins concluant que les précédents ; c'est par lui que nous allons terminer les observations relatives aux rapports de la menstruation avec les phlegmasies aiguës des organes respiratoires.

Au mois d'août 1837, nous fûmes mandé, par M. le docteur Payn, auprès d'une dame, demeurant rue de Latour-d'Auvergne. Nous avons reconnu l'existence d'une pleurésie, avec épanchement remplissant le côté droit, datant depuis cinq jours. Il y avait 104-108 pulsations. Avant notre arrivée, on s'était borné à faire une application de 10 sangsues sur le point douloureux. Ayant essayé de pratiquer immédiatement une saignée, et une autre le lendemain matin, la malade nous fit observer que ses règles avaient paru le jour même, et elle voulait savoir si cette circonstance ne devait pas modifier notre prescription. Nonobstant cela, ces deux saignées furent pratiquées. Le lendemain, nous avons trouvé la malade dans un état fort satisfaisant. Ce qu'il y a de remarquable, c'est que cette amélioration subite est survenue malgré que les règles se fussent supprimées après la première saignée.

Ainsi, la suppression des règles, regardée pendant longtemps comme une crise salutaire dans les maladies aiguës, n'a pas empêché, dans le cas dont il s'agit, la terminaison heureuse de la pleurésie.

A côté de ce fait, nous allons en citer un autre, que nous empruntons à Morgagni. Nous verrons, par l'examen de cette observation, que la réapparition des règles, supprimées d'abord au début des phlegmasies aiguës des organes respiratoires, n'a pas non plus la faculté de juger ces maladies, et qu'elle n'est pas capable de prévenir leur terminaison funeste.

Une servante de dix-neuf ans, fille un peu trop grosse et pléthorique, étant dans ses règles, qui déjà depuis trois mois avaient coutume de couler moins abondamment qu'auparavant, fut prise, après avoir été exposée à un vent froid, d'une douleur pongitive à la poitrine et d'une difficulté de respirer. Cette douleur restait fixe au-dessous de la mamelle gauche, et elle augmentait par le toucher, de sorte que le décubitus sur le côté était impossible.

On a fait deux saignées à la malade ; après la deuxième saignée, il s'écoula le même jour par l'utérus un peu de sang, ou plutôt un peu de sérosité, très-légèrement sanguinolente. Tout allant plus mal, et le pouls étant devenu plus profond, comme si l'artère avait éprouvé une rétraction en dedans, elle mourut au commencement du septième jour, en rendant par la bouche une humeur semblable à de l'eau écumeuse, dans laquelle on aurait récemment lavé de la chair.

Ce fait est d'un très-grand intérêt pour la pratique. Les anciens, qui regardaient la menstruation comme une crise destinée à débarrasser l'économie de beaucoup de principes nuisibles, attribuaient souvent à tort une foule d'indispositions à la suppression de cette fonction. Comme nous le verrons plus bas, la suppression brusque des règles n'est, dans la plupart des cas, qu'une coïncidence des maladies qu'on lui attribue, et reconnaît avec elles une cause commune, telle que, par exemple, le refroidissement. Il résulte des faits que nous venons d'examiner que le médecin qui, pour guérir la maladie principale, se bornerait, dans un cas pareil, à chercher à rappeler les règles, perdrait son temps et ne réussirait que rarement à sauver son malade.

En résumé, nous pouvons conclure de ce que nous avons dit dans ce paragraphe :

1° Que les phlegmasies aiguës des organes respiratoires n'exercent généralement aucune influence sur la marche des règles, et que, dans la plupart des cas, on voit l'évacuation menstruelle s'opérer comme à l'ordinaire, au début de ces phlegmasies.

2° Dans les cas où les phlegmasies aiguës des organes respiratoires débutent peu de temps après une époque menstruelle, les règles peuvent manquer ou être très-peu abondantes à l'époque suivante; mais ce résultat ne doit pas être attribué à la nature de la maladie, mais aux émissions sanguines et à l'affaiblissement occasionné par la diète. La même particularité se représente toutes les fois qu'on a l'occasion d'appliquer ce genre de traitement.

3° L'évacuation menstruelle qui arrive dans le cours des phlegmasies aiguës des organes respiratoires n'a aucune influence sur la marche de ces maladies; par conséquent, on ne doit jamais dans ces maladies chercher à provoquer les règles, ni à favoriser leur retour quand elles ont été supprimées, dans l'espoir d'obtenir une amélioration.

Il est vrai que quelques auteurs, et en particulier Forestus (1), et plus récemment M. Andral (2), ont cité des exemples de fluxions de poitrine qui se sont terminées heureusement immédiatement après des hémorrhagies utérines. Mais, comme le fait observer M. Andral lui-même, il faut se garder de confondre ces sortes de métrorrhagies, véritablement critiques, avec le simple flux menstruel, qu'on a souvent considéré comme jugeant différentes maladies.

(1) Lib. I, obs. xx, et lib. XVI, obs. xxxv.
(2) *Clin. méd.*, 3e édit., tome IV, p. 417.

4° Que les suppressions des règles, occasionnées par des émissions sanguines, pratiquées pour combattre les phlegmasies aiguës des organes respiratoires, n'ont jamais été suivies de résultats fâcheux, et que, par conséquent, la présence des règles ne doit jamais servir de contre-indication pour les émissions sanguines lorsqu'on les aura jugées nécessaires.

### § 2. — *Affections chroniques.*

Parmi les affections chroniques des organes respiratoires, les unes, comme la bronchite chronique simple, l'emphysème, ne diffèrent des affections que nous venons de passer en revue que par la lenteur de leur marche et par l'intensité moindre de l'inflammation ; d'autres, comme la phthisie tuberculeuse, en sont entièrement distinctes. C'est un des plus grands non-sens de l'école dite *physiologique* que d'avoir confondu des affections aussi différentes, et d'avoir regardé les tubercules pulmonaires qui résultent d'une altération profonde de l'économie entière, d'une véritable cachexie, comme une forme de l'inflammation chronique des organes respiratoires.

Une fois qu'on est pénétré de cette vérité, on doit trouver fort intéressant de savoir jusqu'à quel point la différence qui existe entre ces affections peut se traduire dans l'influence qu'elles exercent sur l'évacuation menstruelle.

Nous avons recueilli quarante-quatre observations relatives à la marche de la menstruation chez les femmes phthisiques. Rapporter ces observations avec tous leurs détails, ce serait nous exposer à nous attirer les reproches qu'on adresse généralement à beaucoup d'auteurs modernes, qui, pour faire ajouter plus d'importance à leurs travaux, les grossissent d'un grand nombre d'observations. Mais comme nous n'écrivons pas pour les gens qui se laissent prendre au leurre d'une pareille gloire, comme nous ne cherchons que les intérêts de la science, nous sacrifions à dessein la description de toutes les observations, qui n'auraient même probablement pas l'honneur d'être lues par personne, et nous nous bornerons à en rapporter les conclusions.

Sur quarante-quatre malades chez lesquelles nous avons constaté l'existence de phthisie tuberculeuse à différents degrés, nous avons noté chez trente-huit l'aménorrhée. Chez les six autres, la menstruation continuait à peu près comme à l'état normal.

Une de ces malades ne nous a pas offert, il est vrai, de signes positifs des tubercules ; mais la persistance de la toux pendant un an, les hémoptisies assez souvent répétées, l'amaigrissement de plus en plus prononcé, etc., nous faisaient présumer qu'il y avait réellement une affection tuberculeuse des poumons. Les règles venaient tous les mois et duraient comme d'habitude ; leur abondance était également normale.

Chez la seconde malade, l'affection paraissait dater depuis un an ; nous avons reconnu l'existence d'une caverne au sommet du poumon droit. Au milieu de ces circonstances, les règles continuaient à revenir périodiquement à l'état normal.

Chez la troisième malade, nous avons également reconnu l'existence d'une excavation au sommet du poumon droit, et la maladie paraissait dater depuis au moins cinq mois, tandis que la menstruation n'avait pas encore éprouvé le moindre trouble.

Chez la quatrième malade, l'affection tuberculeuse datait déjà depuis près de deux ans ; nous avons constaté l'existence d'une caverne au sommet du poumon droit. Les règles se sont supprimées une fois pendant quatre mois consécutifs ; mais depuis huit mois avant notre examen, elles avaient repris une marche ordinaire et revenaient tous les mois.

Chez la cinquième malade, l'affection tuberculeuse datait déjà depuis plus d'un an ; cependant la menstruation continuait ; seulement l'hémorrhagie était un peu moins abondante et le sang plus pâle que dans l'état de santé.

Chez la sixième malade, l'affection datait depuis plus d'un an ; nous avons noté l'existence de cavernes, et la menstruation n'a pas éprouvé le moindre dérangement dans le cours de la maladie.

Deux de ces malades quittèrent l'hôpital, et nous les avons perdues de vue. Chez quatre autres, le diagnostic a été entièrement confirmé par l'examen cadavérique.

Les faits exceptionnels que nous venons de citer prouvent que, malgré la grande tendance que présentent les tubercules pulmonaires à supprimer le flux menstruel, l'aménorrhée n'est pas cependant une conséquence absolue de la phthisie.

L'époque à laquelle arrive la suppression des règles n'est pas la même chez toutes les malades. Le tableau suivant indiquera sommairement les rapports entre le début de la phthisie et celui de l'aménorrhée.

PREMIÈRE CATÉGORIE : TUBERCULES DISSÉMINÉS SANS EXCAVATION.

| Ancienneté de la maladie. | Ancienneté de l'aménorrhée. |
|---|---|
| 7 mois................ | 2 mois. |
| 3 ans................ | 2 » |
| 8 mois................ | 3 » |
| 1 an................ | 4 » |
| 11 mois................ | 3 » |

DEUXIÈME CATÉGORIE : TUBERCULES AVEC EXCAVATIONS.

| | |
|---|---|
| 15 mois................ | 10 mois. |
| 11 » ................ | 10 » |
| 3 » ................ | 2 » |
| 2 ans................ | 18 » |
| 18 mois................ | 16 » |
| 10 » ................ | 5 » |
| 6 » ................ | 4 |
| 9 » ................ | 2 » |
| 1 an................ | 1 an. |
| 5 mois................ | 5 mois. |
| 4 » ................ | 4 » |
| 2 » ................ | 2 » |
| 6 » ................ | 4 » |
| 2 ans ................ | 3 » |
| 1 an................ | 1 an. |
| 16 mois................ | 7 mois. |
| 5 » ................ | 3 » |
| 19 » ................ | 10 » |
| 1 an................ | 2 » |
| 5 mois................ | 5 » |
| 4 » ................ | 4 » |
| 2 ans................ | 5 » |
| 7 mois................ | 5 » |
| 2 » ................ | 1 » |
| 3 » ................ | 3 » |
| 1 an................ | 3 » |
| 5 mois................ | 4 » |

Il résulte de ce tableau que, dans la plupart des cas, la suppression des règles ne commence que plus ou moins longtemps après les premiers symptômes de la phthisie.

Cinq malades seulement avaient rapporté à la même époque le commencement de la toux et la suppression des règles. Trois malades furent enceintes à l'époque de l'origine de la toux, et la menstruation ne reparut point depuis leurs couches.

Chez toutes les autres malades, la suppression des règles arrivait ordinairement d'autant plus tard que la marche de la maladie était plus lente, et que l'affection tuberculeuse était moins profonde. Ainsi, en prenant la moyenne des faits de la première catégorie, c'est-à-dire celle où les tubercules étaient encore disséminés, nous trouvons trois mois d'aménorrhée pour quatorze mois de tubercules, c'est-à-dire que, règle générale, la suppression des menstrues n'arrive, dans des cas semblables, que vers le onzième mois de la maladie L'examen des faits de la deuxième catégorie nous donne au contraire comme moyenne 5 à 6 mois ($5 \frac{26}{33}$) d'aménorrhée pour un peu plus de 9 mois ($9 \frac{10}{33}$) de maladie ; c'est-à-dire que, dans l'affection tuberculeuse qui suit une marche ordinaire et qui offre dans l'espace de quelques mois les signes du ramollissement, la suppression des règles arrive généralement vers le quatrième mois de la maladie.

Chez une seule malade, l'aménorrhée a précédé environ de deux mois la toux. Cette malade était d'une constitution délicate et d'un tempérament lymphatique.

Une seule malade attribuait l'affection de poitrine à la suppression des règles occasionnée par la peur. Mais comme la malade n'a été soumise à l'influence de cette cause que plusieurs jours après sa dernière époque menstruelle, il nous semble qu'il ne serait pas rationnel d'admettre son explication, et que, dans ce cas encore, il faudra regarder l'aménorrhée plutôt comme le résultat que comme la cause de l'affection tuberculeuse.

Cependant, nous sommes loin de vouloir nier d'une manière absolue que la suppression subite des règles ne puisse jamais favoriser le développement de la phthisie. Tous les jours, on voit la suppression brusque de l'évacuation menstruelle occasionner des congestions dans les différents organes, et en particulier dans les poumons ; or, nous ne voyons pas pourquoi des congestions de ce genre ne pourraient pas quelquefois faire éclater la phthisie tuberculeuse chez des femmes qui seraient déjà précédemment disposées à cette affection. Ce que nous avons voulu constater, c'est que, parmi les malades qui se sont présentées à notre observation, la phthisie n'a jamais été l'effet, mais toujours la cause de l'aménorrhée.

Dans la plupart des cas, la suppression des règles chez les femmes phthisiques s'opère lentement et progressivement. D'abord, c'est la quantité du sang qui diminue; plus tard, le sang devient plus pâle que de coutume; il survient ensuite quelques irrégularités, enfin l'évacuation menstruelle est entièrement supprimée.

L'aménorrhée étant un des résultats les plus communs des tubercules pulmonaires, nous avons cru qu'il devait être intéressant de rechercher les rapports qui unissent si intimement ce trouble de la menstruation à la phthisie.

La marche chronique des tubercules pulmonaines suffirait-elle pour expliquer l'aménorrhée? N'y aurait-il là rien autre chose que ce qu'on voit ordinairement dans toutes les maladies de longue durée, où les malades sont soumis pendant longtemps à des évacuations plus ou moins abondantes et à un régime affaiblissant? Telle était la question qui s'est présentée en premier lieu à notre esprit.

Ce qu'il y avait de mieux à faire, selon nous, pour répondre à cette question, c'était de comparer l'influence qu'exerce sur la menstruation la phthisie, avec celle qu'exercent sur cette fonction d'autres affections chroniques des organes respiratoires. Nous avons recueilli dans ce but six observations de catarrhe chronique avec emphysème plus ou moins prononcé. Quatre malades furent obligées de recourir aux émissions sanguines pour trouver du soulagement. Une d'elles avait gardé le lit pendant un mois, avait eu deux applications de vésicatoires sur la poitrine, et avait pris pendant huit jours le tartre stibié. Nous ne vîmes, chez aucune de ces malades, de suppression totale de la menstruation. Chez cinq, les règles avaient continué à revenir, pendant tout le cours de la maladie, comme à l'état de santé. Une seule a offert une suppression de trois mois. Cependant, ses règles avaient repris ensuite leur marche ordinaire, et avaient continué ainsi encore pendant un an jusqu'à l'âge de quarante-cinq ans, époque où elles ont entièrement cessé. Tout nous porte à croire que la suppression de trois mois que nous avons notée dans cette circonstance était due tout simplement à l'influence de l'âge climatérique. Il n'est pas rare de voir cette sorte d'irrégularité dans la menstruation aux approches de l'âge critique.

Il résulte de ce que nous venons de dire que l'influence exercée par la phthisie tuberculeuse sur les règles diffère complétement de l'influence qu'exercent sur cette fonction d'autres affections chroniques des organes respiratoires, et que, par conséquent la marche seule de la phthisie ne suffit pas pour rendre compte des troubles de la menstruation chez les femmes affectées de cette maladie.

Selon M. Louis, dans le cas où la phthisie avait une marche lente, on n'a pas pu trouver la cause qui retardait ou accélérait la suppression du tribut périodique; mais quand elle arrivait au terme fatal en moins d'une année, cette suppression coïncidait dans la plupart des cas avec le début de la fièvre, c'est-à-dire avec une époque à laquelle l'influence de la maladie principale sur les fonctions des différents organes devenait plus évidente et plus réelle (1).

Nous avons été plus d'une fois à même de constater la justesse de l'observation de M. Louis. De même que ce médecin distingué, nous avons remarqué que, chez la plupart des femmes phthisiques qui avaient continué à être réglées pendant les premiers mois de leur maladie, la menstruation se supprimait entièrement à l'époque où la fièvre hectique prenait plus d'intensité. Mais, d'un autre côté, il est également bien démontré pour nous que, dans d'autres cas, au moins aussi nombreux, la menstruation se trouve troublée pour ainsi dire dès le commencement de la maladie, quoiqu'il n'y ait encore qu'à peine un léger mouvement fébrile.

Si à ces faits nous en ajoutons d'autres, tels que les exemples de phthisies développées aux approches de la puberté, et qui empêchent constamment l'éruption des règles, nous sommes forcés de reconnaître que c'est plutôt dans la nature même de la phthisie tuberculeuse, et non dans la forme de sa marche, qu'il faut chercher la raison de l'aménorrhée qu'on observe si souvent dans le cours de cette affection chez les femmes pubères.

Nous avons appris également par nos recherches que les ovaires, que nous regardons comme organes très-étroitement liés à la menstruation, sont toujours chez les phthisiques plus ou moins atrophiés. Nous n'avons trouvé dans aucune autre affection une atrophie aussi prononcée que dans la phthisie tuberculeuse. On reconnaît cet état à l'extérieur, à l'aspect très-ridé et à une sensation de dureté presque cartilagineuse

(1) Louis, *Recherches sur la phthisie*

qui fait un contraste avec l'élasticité des ovaires à l'état normal.

D'un autre côté, chez presque toutes les femmes phthisiques qui ont succombé après une aménorrhée plus ou moins prolongée, nous avons remarqué des cellules très-petites en grande partie vides et pâles au lieu de vésicules ovariennes.

A ces altérations, nous devons ajouter l'anémie générale des organes génitaux. Les parois de l'utérus incisées ne font sortir généralement que très-peu de sang à la pression et leurs sinus paraissent presque vides.

Enfin, chez plusieurs femmes qui ont succombé à la suite de la phthisie tuberculeuse, nous avons noté une altération des cellules ovariennes semblable à celle qu'elles subissent à l'état normal à l'époque de l'âge critique.

Il résulte de ce que nous venons de dire qu'il y a une grande différence entre l'influence qu'exercent sur la menstruation la phthisie et les différentes formes de catarrhe chronique. La première de ces affections donne lieu presque constamment à l'aménorrhée, tandis que les affections purement catarrhales occasionnent rarement des suppressions permanentes des règles. Ce caractère distinctif pourrait, par conséquent, servir de moyen de diagnostic dans certains cas où les signes physiques ne suffiraient pas pour décider la question (1).

Pour terminer ce que nous avions à dire des rapports qui existent entre la phthisie et la menstruation, il nous reste à examiner quelle peut être l'influence des règles sur la marche de l'affection tuberculeuse.

Nous avons vu plus haut que parmi les femmes dont nous avons recueilli les observations, il y en avait quelques-unes chez lesquelles la menstruation continuait pendant tout le cours de la maladie, et d'autres chez lesquelles l'aménorrhée ne se manifestait qu'à une époque plus ou moins avancée de l'af-

(1) M. le docteur Hérard a eu, depuis, l'occasion de mettre deux fois à profit le caractère distinctif que nous venons de signaler. « Dans deux cas de pneumonie mal caractérisée, dans lesquels les crachats n'étaient pas sanguinolents, les phénomènes stéthoscopiques incertains, nous pûmes, dit ce médecin distingué, d'après l'état de la menstruation, présumer qu'il s'agissait (ce que l'observation ultérieure démontra) d'une inflammation du poumon et non d'une phthisie pulmonaire, comme le pensaient les médecins éclairés qui donnaient des soins à ces deux malades. » (*Ouv. cit.*, 1852, p. 14.)

fection des poumons. Nous avons cherché avec la plus grande attention quelle pouvait être, dans tous ces cas, l'influence de cette hémorrhagie périodique, et nous sommes arrivés à cette conclusion qu'elle n'exerce pas la moindre influence salutaire sur la marche de la phthisie. Nous ferons remarquer que chez plusieurs femmes qui avaient continuées à être réglées, les désordres locaux étaient plus profonds que chez d'autres, chez lesquelles il y a eu aménorrhée.

Deux femmes nous ont assuré avoir constamment éprouvé une augmentation sensible dans la toux et l'oppression aux époques des règles.

Une malade a vu reparaître ses règles une fois après quatre mois d'aménorrhée. Cependant il n'en est résulté aucun bien, et la maladie avait continué ses ravages. Que conclure de ces faits, sinon que les malades que l'on voit souvent réclamer instamment l'administration des emménagogues dans l'espoir de guérir après le retour des règles, s'abusent sur leur position, et que toutes les tentatives de ce genre seraient absolument inutiles sinon dangereuses?

M. Brière de Boismont paraît, sous ce rapport, plus heureux. « Deux fois, dit cet honorable médecin, on constata des phénomènes absolument analogues à ceux qui signalent la présence des tubercules; la menstruation se rétablit et les femmes guérirent. »

Nous regrettons vivement que M. Brière de Boismont n'ait pas donné une description détaillée des phénomènes qui, selon lui, étaient absolument analogues à ceux qui se présentent dans la phthisie. La chose en valait bien certainement la peine; car les exemples de guérison de la phthisie sont par trop rares pour que la science ne les recueille pas avec empressement. Tout nous porte à croire que notre honorable confrère s'est laissé induire en erreur par l'apparence des symptômes généraux ou par l'absence de signes locaux suffisamment accentués. Les erreurs de ce genre ne sont pas très-rares; mais souvent elles passent inaperçues. Il y a quelques années on a vu publier un grand nombre d'observations comme exemples de guérison de la phthisie par des fumigations chlorurées. Or, nous croyons avoir, pour ainsi dire, mathématiquement démontré, dans le travail qui a obtenu une médaille en 1841 à l'Académie royale de médecine, qu'il n'y en aucune parmi ces observations qui soit relative à la phthisie. Aujourd'hui nous croyons également devoir maintenir nos conclusions à l'égard de l'influence des règles sur cette affection, et nous défions qu'on puisse nous citer un seul exemple authentique de phthisie pulmonaire jugée par l'évacuation menstruelle.

## CHAPITRE III.

### De la fièvre typhoïde.

On chercherait en vain, dans les auteurs, des documents relatifs à l'influence de la menstruation sur la marche de la fièvre typhoïde, et réciproquement. Les auteurs du plus grand mérite n'ont pas daigné s'arrêter sur ce point intéressant de la pathologie et de la thérapeutique générales. L'ouvrage remarquable de M. Louis, consacré à l'étude de la fièvre typhoïde, contient plusieurs observations de femmes, mais on n'y trouve même pas de mention de leur évacuation périodique. Celles qui sont consignées dans les leçons cliniques de M. Chomel ne peuvent guère servir à éclairer cette intéressante question. Nous avons noté l'état de la menstruation chez douze malades affectées de fièvre typhoïde. Voici le résumé de chacune de ces observations :

La malade de la première observation était déjà indisposée depuis quinze jours, en arrivant à l'hôpital et alitée depuis huit jours ; c'est une femme de 28 ans. A notre première visite, nous avons noté : 100 pulsations, peau chaude, taches rosées lenticulaires en assez grand nombre et tous les autres symptômes de fièvre typhoïde bien caractérisée. On a pratiqué à la malade deux saignées, et fait une application de ventouses scarifiées sur l'abdomen les deux premiers jours de son séjour à l'hôpital. La maladie s'est terminée d'une manière heureuse. Les règles sont venues à leur époque le sixième jour de la maladie, et ont duré huit jours, comme d'habitude, jusqu'à la veille de son entrée à l'hôpital. La malade, se trouvant bien, demanda sa sortie le seizième jour.

La malade de la deuxième observation était âgée de vingt-quatre ans, habituellement bien réglée. En entrant à l'hôpital de la Charité, salle Sainte-Madeleine, elle était malade depuis trois jours. Elle avait la peau chaude ; 104 pulsations ; vomissements bilieux assez souvent répétés depuis le commencement de la maladie ; diarrhée après deux jours de constipation ; gargouillement iléo cœcal ; plus tard, nombreuses taches typhoïdes. (20 sangsues sur la région sous-ombilicale la veille de son entrée à la charité ; une saignée et trois applications de ventouses scarifiées sur l'abdomen pendant les premiers jours de son séjour dans cet hôpital.) Le troisième jour du séjour à l'hôpital, les règles sont arrivées à peu près à leur époque, mais elles n'ont duré que deux jours au lieu de huit.

La malade est restée encore pendant six semaines dans la salle sans avoir eu de nouveau ses règles.

Le fait capital qui ressort de ces deux observations, au point de vue qui nous occupe, est que les règles étant venues, n'ont rien changé à la maladie, et qu'elle a pu se développer successivement. Nous ferons remarquer que la menstruation est arrivée, dans les deux cas, à peu près à son époque. Si chez la deuxième malade les règles n'ont pas duré aussi longtemps que d'habitude, cela pourrait être moins l'effet de la maladie que des émissions sanguines qui ont été pratiquées presque simultanément. Enfin nous fixons l'attention sur l'absence des règles à l'époque suivante, car c'est une particularité que nous verrons se reproduire à peu près constamment dans des circonstances analogues.

La troisième malade, âgée de vingt-quatre ans, était déjà malade depuis quinze jours, en arrivant à l'hôpital. Nous avons remarqué chez elle de la prostration, du dévoiement, des taches typhoïdes, des escarres au sacrum, en un mot tout ce qui caractérise la fièvre typhoïde. Le troisième ou le quatrième jour de sa maladie les règles sont arrivées à peu près à leur époque, et ont duré huit jours comme d'habitude. La maladie a marché comme de coutume. Plus tard, la malade est restée encore pendant trois mois sous nos yeux à l'hôpital et mangeait déjà les trois quarts de portion par jour, sans avoir eu d'autres règles jusqu'à sa sortie.

Cette malade offre, comme il est facile de voir, plusieurs points de ressemblance avec les précédentes. Ici encore les règles sont venues à peu près à l'époque habituelle, sans rien changer à la marche ordinaire de la maladie. Nous ferons observer que la malade a été soumise à l'expectation. Serait-ce à cette circonstance qu'il faudrait attribuer cette particularité que les règles ont duré dans ce cas huit jours comme de coutume, tandis que chez la précédente malade, qui avait été largement saignée auparavant ou simultanément, elles n'avaient duré que deux jours au lieu de huit? Cette conclusion paraîtrait assez rationnelle. Il est vrai que la malade de la première observation avait été aussi saignée largement, et que ses règles avaient duré huit jours; mais le traitement énergique n'avait commencé chez elle qu'à l'hôpital, tandis que les règles étaient terminées de la veille. Ainsi loin de l'infirmer, cette circonstance donne encore plus de poids à cette conclusion. De même que les deux autres malades, celle-ci n'a eu qu'une fois ses règles au début de la fièvre typhoïde, et nous notons ensuite l'aménorrhée pendant au moins trois mois.

Les mêmes particularités vont encore se rencontrer dans l'observation suivante :

La quatrième malade, âgée de trente-deux ans, était malade depuis dix jours en arrivant à la Charité. La fièvre typhoïde a revêtu chez elle une forme des plus graves, et a donné lieu à de profondes ulcérations au sacrum. (Trois saignées coup sur coup en arrivant; deux applications de ventouses scarifiées sur l'abdomen.) Les règles sont venues le troisième jour de la maladie à peu près à leur époque, et ont duré trois jours comme d'habitude; mais elles ne se sont plus montrées depuis, pendant deux mois que la malade avait passés à l'hôpital.

On a dû remarquer que toutes les fois que nous avons noté l'arrivée des règles, dans le cours de la fièvre typhoïde, nous nous sommes toujours contenté de constater si elles étaient venues à *peu près* à leur époque. Il est impossible d'exiger à cet égard plus de précision des malades des hôpitaux, quand la plupart des femmes du monde ne tiennent que rarement un compte exact de leurs époques menstruelles. Les règles reviennent d'ailleurs rarement juste après un mois d'intervalle. Le plus souvent cet intervalle n'est que de vingt-sept à vingt-six jours, ce qui fait dire à la plupart des femmes, qu'elles avancent chaque mois de quelques jours. Il est difficile de comprendre comment avec de pareilles conditions M. Hérard ait pu établir une loi: que toutes les maladies aiguës fébriles provoquent prématurément le retour du flux menstruel. Qu'il ait dit cela à l'occasion des fièvres éruptives, cela se comprendrait davantage; mais cela ne s'applique guère à la fièvre typhoïde.

Dans les observations que nous venons de citer, l'invasion de la maladie précédait ordinairement de quelques jours seulement l'époque présumée des règles. Aussi l'hémorrhagie menstruelle avait-elle lieu d'abord à peu de chose près comme d'habitude, et ne manquait qu'à l'époque suivante. Nous allons voir maintenant ce qui arrive quand le début de la fièvre typhoïde coïncide avec la fin ou lorsqu'il a lieu quelques jours après l'époque menstruelle.

La cinquième malade est une fille âgée de vingt-trois ans, affectée de fièvre typhoïde parfaitement caractérisée, qui avait débuté sept ou huit jours après la dernière époque menstruelle. Elle est entrée à l'hôpital le vingtième jour environ de sa maladie. Jusqu'alors la malade a été soumise à la méthode expectante, et on lui avait appliqué seulement quinze sangsues à l'anus. A son arrivée, nous avons constaté : peau chaude, 100 pulsations, langue sèche et encroûtée, ainsi que les lèvres, gargouillement iléo-cœcal, quelques taches typhoïdes, dévoiement un peu moindre depuis quelques jours. Quatre jours avant d'entrer à l'hôpital, par conséquent le quinzième jour environ de la maladie, les règles sont arrivées à peu près à leur époque, mais elles se sont arrêtées au bout de quelques heures. Cependant, une application de quinze sangsues à l'anus les a fait revenir le même jour, et elles ont ensuite continué et duré deux jours comme de coutume. Nous avons cessé de suivre plus tard la malade, et il nous est impossible, par conséquent, de rapporter les détails ultérieurs de sa maladie.

Dans cette observation, nous voyons que quinze jours de maladie n'avaient pas encore suffi pour amener l'aménorrhée. Les règles sont arrivées à leur époque ; seulement l'hémorrhagie menstruelle, peu abondante d'abord, n'a repris son abondance et sa durée habituelles qu'après avoir été favorisée par une application de sangsues à l'anus. L'observation qui va suivre offre avec celle-ci quelques points de ressemblance.

La sixième malade est une fille de dix-neuf ans, habituellement bien réglée pendant quatre à cinq jours. Elle est venue à l'hôpital atteinte de fièvre typhoïde grave qui s'est terminée par la mort. Au moment de son entrée, la maladie avait déjà trois semaines de durée. Elle a eu ses dernières règles huit jours avant de tomber malade. La malade n'a pris que des tisanes rafraîchissantes, et de temps en temps un peu de bouillon qu'elle prenait avec dégoût. Malgré la longueur de la maladie, les règles sont revenues à peu près à leur époque, deux jours avant l'entrée de la malade à l'hôpital, c'est-à-dire vers le seizième jour de la maladie, mais elles n'ont duré que vingt-quatre heures.

Nous avons vu, dans cette observation, que les règles ont pu encore revenir à leur époque le seizième jour de la fièvre typhoïde. Toutefois, de même que dans l'observation précédente, elles ont été peu abondantes et ont duré fort peu de temps, ce qui peut très-bien s'expliquer par cette circonstance, que l'économie a subi dans ces deux cas l'influence hyposthénisante de la fièvre typhoïde pendant bien plus longtemps que dans les observations précédentes. L'observation suivante, que nous empruntons à l'ouvrage de M. Chomel, vient à l'appui de cette manière de voir ; nous n'en donnerons que l'analyse.

La septième malade, âgée de vingt-six ans, est entrée à l'Hôtel-Dieu, salle Saint-Lazare, le seizième jour d'une fièvre typhoïde très-bien caractérisée. Elle a été saignée une fois, et on lui a mis soixante-dix sangsues en deux fois sur l'abdomen, avant son entrée à l'hôpital. Le lendemain de son entrée, ou le dix-septième jour de la maladie, les règles, qui étaient en retard de plusieurs jours, ont paru pendant la nuit, mais n'ont pas continué de couler. La malade allait chaque jour mieux ; cependant la convalescence s'est prolongée, et la malade n'a quitté l'hôpital qu'au bout de six semaines, probablement avec l'aménorrhée, puisque M. Chomel ne fait aucune autre mention des règles.

Plus l'espace de temps pendant lequel l'économie subit l'influence de la fièvre typhoïde est grand, moins il y a de probabilité pour le retour de la menstruation à l'époque suivante. Les observations que nous allons citer vont nous le prouver d'une manière on ne peut plus convaincante.

La huitième malade, atteinte de fièvre typhoïde, est tombée malade le dernier jour de ses règles. La maladie a pris son développement ordinaire. Entrée quatre jours après à l'hôpital de la Charité, la malade a été saignée trois fois coup sur coup ; on lui a appliqué trois fois des ventouses scarifiées et soixante-dix sangsues sur l'abdomen. La maladie s'est terminée par une guérison complète, et la malade a quitté l'hôpital au bout de six semaines. Pendant tout ce temps, il n'y avait pas la moindre apparence de menstruation.

La neuvième malade, âgée de dix-sept ans, habituellement bien réglée, est entrée à la Charité dans la sixième semaine d'une fièvre typhoïde grave. Elle est tombée malade deux ou trois jours après avoir eu ses dernières règles. Avant d'entrer à l'hôpital, la malade a été saignée trois fois, a eu deux applications de sangsues, une au cou et l'autre à l'anus, et a pris une potion purgative. A l'hôpital, on lui a mis deux vésicatoires aux cuisses. La convalescence a été longue et difficile ; la malade n'a quitté l'hôpital qu'au bout de deux mois et demi. Pendant tout ce temps, il n'y avait pas la moindre apparence de menstruation.

La dixième malade a été atteinte au moment même des règles, qui ont duré un jour de moins que d'habitude. La fièvre typhoïde, assez bénigne, a parcouru toutes ses périodes sous l'influence de l'expectation et d'une seule application de huit sangsues aux cuisses. Six semaines après, la malade a été en pleine convalescence; cependant ses règles n'avaient plus reparu jusqu'à cette époque, et nous l'avons perdue de vue.

Nous allons terminer par deux observations de fièvre typhoïde traitée principalement par les purgatifs, pour faire juger mieux quelle part peut revenir au traitement dans les résultats que nous venons de constater.

La onzième malade est une jeune fille de dix-neuf ans, autrefois chlorotique, actuellement bien portante et bien réglée. Huit jours après ses dernières règles, elle est tombée atteinte de fièvre typhoïde. La maladie s'est présentée sous une forme assez grave; elle a parcouru toutes ses périodes. Le vingtième jour, il est survenu une parotide suppurée accompagnée d'une surdité à peu près complète. La malade a pris un vomitif le deuxième jour de sa maladie et une bouteille d'eau de Sedlitz de 50 grammes le lendemain; les jours suivants, elle prenait chaque jour un verre ou deux de la même eau, pendant une huitaine de jours. Au bout de six semaines, elle est entrée en convalescence et a pu aller à la campagne. Pendant toute la maladie, il y a eu l'aménorrhée; les règles n'ont reparu qu'au bout de trois mois.

La douzième malade, une demoiselle de vingt et un ans, est tombée malade dix jours après avoir eu ses règles. La maladie a été très-grave, elle était accompagnée longtemps de délire, de surdité et d'un vaste phlegmon du côté du grand trochanter droit. Elle a été traitée par des évacuants, de la même manière que la malade de la précédente observation. En outre, elle a eu deux vésicatoires aux jambes, a pris des toniques, des antispasmodiques, etc. La malade n'est entrée en convalescence qu'au bout de six semaines, et est allée passer un mois à la campagne. Pendant tout le cours de la maladie, il y a eu l'aménorrhée. Trois mois après le début de sa maladie, les règles ont reparu et ont repris depuis leur marche normale.

D'après ce qui précède, il est évident que l'aménorrhée, qui constitue le phénomène le plus ordinaire et le plus frappant dans une période avancée de la fièvre typhoïde, n'est point l'effet du traitement mis en usage, mais le résultat de la maladie. Nous l'avons observée aussi bien chez les malades traitées par des évacuants et même par des saignées coup sur coup que chez celles qui ont été traitées par l'expectation. Les émissions sanguines abondantes pratiquées simultanément avec les règles ou quelques jours auparavant paraissent seulement avoir pour résultat la diminution dans la durée et l'abondance de l'hémorrhagie, comme cela paraît avoir eu lieu chez la troisième malade. Le genre de traitement peut aussi avoir quelque influence sur l'époque du retour des règles. Ainsi il ne serait pas du tout étonnant que, toutes choses égales d'ailleurs, les malades qui ont été saignées abondamment exigeassent ensuite plus de temps pour le retour de la menstruation ; que cette fonction se rétablisse plus tôt chez les femmes à qui leur position de fortune permet de se procurer une bonne nourriture ou respirer l'air de la campagne dans la convalescence, que chez celles qui sont obligées de passer cette convalescence à l'hôpital ou de reprendre les travaux habituels avant d'être complétement guéries.

La fièvre typhoïde n'est pas la seule affection où l'on observe l'aménorrhée à une période tant soit peu avancée de la maladie. Cependant, si nous exceptons les fièvres éruptives, il y a peu d'autres maladies où l'aménorrhée soit aussi constante que dans la fièvre typhoïde. Ainsi sur dix malades dont nous avons donné l'histoire, pas une seule n'a eu ses règles dès que la maladie a été déjà un peu avancée, tandis que sur trois pleuro-pneumonies où M. Hérard a pu constater l'état de la menstruation à pareille période de la maladie, les règles n'ont manqué qu'une seule fois ; les deux autres fois elles ont paru, seulement le sang était extrêmement pâle et la quantité diminuée. Dans deux cas de bronchites observées par le même auteur, il n'y avait point d'aménorrhée ni dans le cours de la maladie ni pendant la convalescence (1).

Enfin la fièvre typhoïde est une des affections qui disposent assez aux hémorrhagies. Tout le monde sait combien l'épistaxis est commune, surtout au début de cette maladie. Mais il n'est pas non plus sans exemple d'y voir des hémorrhagies utérines. Celles qui se présentent le plus ordinairement sont de courte durée et il faut éviter de les prendre pour l'hémorrhagie menstruelle. En voici un exemple :

La treizième malade, âgée de vingt-deux ans, bien réglée, est entrée à la Charité le huitième jour d'une fièvre typhoïde grave. La

(1) Ouvrage cité, p. 28.

veille de son entrée, et dix-neuf jours après la dernière époque menstruelle, la malade avait eu une hémorrhagie assez abondante par le vagin, qui s'est terminée au bout de quelques heures. Loin d'avoir été influencée favorablement, la maladie n'a fait que s'aggraver tous les jours et s'est terminée dix jours plus tard d'une manière funeste.

De tout ce que nous venons de dire de la fièvre typhoïde, nous pouvons tirer les conclusions suivantes :

1° Que la fièvre typhoïde n'a rien dans sa nature qui soit précisément contraire à l'ovulation et à l'hémorrhagie menstruelle; mais, à une période avancée de la maladie, l'une comme l'autre cessent presque toujours, et leur retour se fait attendre ordinairement trois à quatre mois.

2° Règle générale, toutes les fois que la fièvre typhoïde débute peu de jours avant l'époque menstruelle, celle-ci vient et se passe comme de coutume. Mais il n'en est plus de même aux époques suivantes, où l'on observe généralement l'aménorrhée.

3° Lorsque le début de la fièvre typhoïde coïncide avec la fin d'une époque menstruelle, les règles ne reparaissent pas ordinairement à l'époque suivante, et il peut même être utile d'avertir d'avance la malade de l'aménorrhée, surtout si, comme cela arrive souvent, elle se préoccupait beaucoup de ses règles.

4° Dans les cas où les règles paraissent chez une malade affectée de fièvre typhoïde, elles n'impriment aucune influence notable sur la maladie. Qu'elles viennent au début ou dans une période plus avancée de la maladie, on ne peut rien en conclure de favorable ni de défavorable pour l'avenir. Dans l'un comme dans l'autre cas, la fièvre typhoïde poursuit sa marche ordinaire; elle peut guérir ou se terminer d'une manière funeste.

## CHAPITRE IV.

### Fièvres éruptives; érysipèle de la face; dartres.

L'érysipèle a incontestablement plus d'un point de contact avec les fièvres éruptives, et cette analogie est loin d'avoir échappé à l'attention des praticiens. L'étude de la menstruation dans ses rapports avec les maladies nous ayant permis de découvrir quelques nouveaux points de rapprochement entre ces affections, nous avons cru devoir les examiner comparativement dans le même chapitre.

### § 1. — *Variole ; varicelle.*

Nous avons recueilli huit observations de variole, six appartenant à la *variole* proprement dite, et deux à la *varicelle*.

La première malade était atteinte de petite vérole assez discrète. Les règles ont paru le premier jour de l'éruption, et ont continué comme d'habitude, sans avoir fait subir la moindre influence à la marche de la variole.

La deuxième malade est une fille de vingt-cinq ans, affectée de variole confluente, habituellement bien réglée. Le jour de son entrée à l'hôpital de la Charité sa maladie avait déjà huit jours de durée. Après avoir éprouvé pendant vingt-quatre heures de la fièvre, accompagnée de courbature, la malade a consulté un médecin qui lui a pratiqué une saignée ; le même jour les règles sont arrivées à peu près à leur époque ; le lendemain l'éruption s'est montrée pour la première fois, et a suivi sa marche régulière. Les règles ont continué pendant quatre jours comme de coutume.

La troisième malade est une fille âgée de vingt-trois ans, bien réglée habituellement. En entrant à l'hôpital de la Charité elle était malade depuis trois jours. C'est le même jour, le matin, qu'elle s'était aperçue pour la première fois de l'éruption variolique. Le soir, ses règles sont venues à peu près à leur époque, et malgré la saignée qu'on lui avait pratiquée en arrivant, elles ont continué pendant les premiers jours de l'éruption et ne se sont arrêtées qu'au bout de trois jours, comme d'habitude. La petite vérole a suivi toutes ses phases avec la plus grande régularité.

La quatrième malade, après avoir offert pendant trois jours les symptômes d'invasion, a vu le quatrième paraître l'éruption des boutons de la petite vérole. Le cinquième jour de l'éruption, les règles sont arrivées à peu près à leur époque. La malade prétend qu'elles se sont supprimées quelques heures après l'application de quinze sangsues au cou, mais qu'elles ont reparu ensuite et ont duré comme d'habitude sans avoir modifié en rien la marche de la maladie.

La cinquième malade, habituellement bien réglée pendant six, huit et même dix jours, après avoir présenté les symptômes d'invasion pendant deux jours, a vu se déclarer l'éruption de la petite vérole. La veille de l'éruption on lui a tiré environ un verre de sang. Le second jour de l'éruption il a paru du sang par les organes sexuels sous l'apparence des règles, et cette hémorrhagie a continué pendant trois jours. La malade, qui considérait cette hémorrhagie comme ses règles, a paru tout étonnée, car elle était toujours régulièrement menstruée, et ses dernières règles avaient seulement fini dix jours auparavant, après avoir duré six jours comme cela arrivait le plus souvent. La maladie a suivi exactement sa marche habituelle. Vingt jours plus tard la malade étant déjà convalescente, les règles sont revenues de nouveau par conséquent à peu près à leur époque, et ont duré également six jours.

La sixième malade, âgée de vingt ans, bien réglée, venant d'avoir ses règles, lorsque le lendemain elle a été prise de rhumatisme articulaire aigu général. Pendant son séjour à l'hôpital de la Charité, on lui a fait une saignée d'une livre le premier jour; le lendemain deux autres saignées de 1 livre et 12 onces, et dans l'intervalle une application de ventouses scarifiées autour du genou et de la main du côté droit. Le troisième jour une nouvelle saignée de trois palettes; le quatrième jour une saignée encore de deux palettes; deux jours après quinze sangsues à l'épaule, et autant au coude du côté gauche. Chose remarquable, malgré un traitement aussi affaiblissant, qui a donné lieu à l'état anémique, caractérisé par le bruit de diable dans les carotides, il est survenu à la malade le vingt-quatrième jour de son séjour à l'hôpital une éruption de petite vérole pour laquelle M. Bouillaud lui a prescrit encore une nouvelle saignée. Nonobstant tout cela, le troisième jour de l'éruption et le lendemain de la saignée les règles ont paru à peu près à leur époque, et ont duré quatre jours comme de coutume. L'éruption a été bénigne et s'est présentée sous forme de varioloïde.

La septième malade était affectée de *varicelle*; ses règles sont venues le premier jour de l'éruption, mais elles n'ont duré que deux jours au lieu de quatre. Entrée le deuxième jour de l'éruption à l'hôpital, elle a éprouvé une vive impression de se voir entourée de beaucoup de malades et attribue à cela la suppression de l'écoulement menstruel. Cette suppression a été suivie de quelques douleurs dans l'hypogastre et les reins, mais la malade a craché comme de coutume.

La huitième malade, après avoir éprouvé pendant trois jours de la fièvre avec céphalalgie et sentiment de courbature, est entrée à la Charité. Le jour de son arrivée on lui a pratiqué une saignée, et le même jour, dans la soirée, ses règles sont venues, un peu en avance, d'après ce que supposait la malade qui attribuait ce résultat à la saignée. Le lendemain il s'est déclaré une éruption de vésicules caractéristiques de la varicelle, mêlées de quelques pustules ombiliquées de la varioloïde. Les règles ont duré cinq jours comme d'habitude et la maladie, nonobstant cela, poursuivit sa marche ordinaire.

Les observations que nous venons de citer ont un cachet tout particulier qui les rapproche les unes des autres, et qui en fait, pour ainsi dire, un groupe à part, distinct de ce que nous avons vu jusqu'à présent. Dans toutes les observations de bronchite aiguë, de pleuro-pneumonie, et même dans celles de fièvre typhoïde, où il nous a été permis de suivre la marche de la menstruation, les règles venaient presque indistinctement à toutes les périodes de la maladie. La seule chose, par conséquent, dont nous ayons eu à nous occuper, c'était de constater si les règles étaient venues à peu près à leur époque, et si elles avaient exercé quelque influence sur la marche des maladies.

Dans les observations de la variole que nous venons de citer, il y a quelque chose de plus qui frappe notre attention. Un fait nouveau semble dominer dans cette affection, à savoir : la coïncidence fréquente de la fièvre d'invasion ou du début de l'éruption variolique avec les règles. Sur huit malades, deux fois les règles sont venues la veille de l'éruption (deuxième et huitième), trois fois elles sont venues le premier jour de l'éruption (première, troisième, septième), enfin, trois fois également les règles ont paru le troisième et le cinquième jour de l'éruption (quatrième, cinquième, sixième).

Nous avons déjà fait sentir plus haut combien il est difficile de se rapporter aux renseignements fournis par des malades d'hôpitaux, lorsqu'il s'agit de savoir si les règles que l'on observe chez elles sont venues précisément à leur époque, ou quelques jours en avant ou en retard. La plupart du temps on doit se contenter d'un *à peu près*. Mais quand on voit que sur huit malades atteintes de *variole ou de varicelle*, les règles sont venues sans exception chez toutes pendant la fièvre d'invasion ou dans les premiers jours de l'éruption, on est presque forcément porté à entrevoir quelques rapports entre des phénomènes qui se manifestent simultanément avec une pareille constance. Il n'y a que deux manières de se rendre compte de cette particularité : ou bien la variole, comme la varicelle, favorise l'éruption des règles et les fait ordinairement paraître, bien qu'il y ait encore quelques jours jusqu'à l'époque où devrait avoir lieu l'hémorrhagie menstruelle ; ou bien, il faudrait dire que l'approche des époques menstruelles est une condition favorable au développement de la variole, abrége la durée de son incubation, et rend plus prompte l'invasion de cette affection. La première de ces deux hypothèses nous paraît la plus probable. Cependant, dans ce cas encore, nous ferons remarquer que, contrairement à l'opinion de notre honorable confrère, le docteur Hérard, le mouvement fébrile ne suffit pas, à notre avis, pour expliquer à lui seul la particularité que nous signalons. Plus d'une fois, en effet, dans les observations de bronchite aiguë, de fluxion de poitrine, et même dans celles de fièvre typhoïde, nous avons remarqué le mouvement fébrile au moins aussi prononcé que chez les malades affectées de petite vérole ou de varicelle, sans que pour cela nous y ayons rencontré cette coïncidence de l'apparition des règles avec le début de la maladie.

Un instant nous avons supposé qu'on pouvait peut-être expliquer cette coïncidence par l'extension de l'inflammation éruptive de la peau à la muqueuse du vagin et l'excitation locale des organes sexuels. Mais nous étant bientôt aperçu que la coïncidence que nous signalons était encore peut-être plus manifeste dans l'érysipèle de la face, nous avons été obligé de renoncer à cette explication et d'attribuer la particularité dont il s'agit à la nature même de l'affection variolique.

Chez la cinquième malade, il est survenu sous l'influence de la fièvre éruptive, dix jours après la fin de la dernière époque menstruelle, une hémorrhagie vaginale qui a duré trois jours. Cette hémorrhagie, accident assez commun dans le cours des affections aiguës fébriles, ne doit pas être confondue avec la menstruation proprement dite. Un mois après la véritable époque menstruelle, et vingt-quatre jours après cette hémorrhagie accidentelle, la malade a eu de nouveau ses règles, qui ont duré six jours comme d'habitude.

De toutes les malades dont nous venons de rapporter les observations, une seule (la cinquième) est restée assez longtemps à l'hôpital pour nous donner l'occasion de la suivre jusqu'au moment de la prochaine époque des règles. Ce moment venu, l'hémorrhagie menstruelle a paru et a duré six jours comme de coutume; en eût-il été de même si la malade eût été saignée abondamment dans le cours de sa maladie? Cela paraît peu probable, mais nous manquons de faits pour répondre directement à cette question.

Nous terminerons par faire observer qu'il y a une variété de variole, désignée sous le nom de *variole noire*, dans laquelle il y a une profonde altération du sang qui le rend plus liquide et le fait transsuder avec la plus grande facilité au travers des vaisseaux de toutes les muqueuses. Les malades qui sont atteints de ce mal rendent du sang par la bouche, par les intestins, par les urines, et les femmes en rendent sous forme de métrorrhagies. Il faut se garder de considérer ces hémorrhagies comme des règles et rendre ainsi la menstruation responsable de l'issue presque toujours funeste de cette espèce de petite vérole.

Nous aurions désiré étendre nos recherches à d'autres fièvres éruptives, mais malheureusement nous ne possédons pas assez de faits. Dans deux cas de scarlatine et un cas de rougeole dont nous avons pris des notes, la maladie a toujours commencé plusieurs jours après les règles. Une femme atteinte de scarlatine devait avoir ses règles dans six jours au moment de tomber malade. Cependant l'affection a été si grave qu'elle a succombé au bout de soixante heures. Chez deux autres malades, la seule chose que nous avons été à même de constater, c'est que, la maladie une fois terminée, les règles sont revenues à leur époque habituelle.

### § 2. — *Érysipèle de la face.*

Nous avons pris des notes chez six femmes affectées d'érysipèle à la face.

La première malade, âgée de vingt-six ans, bien réglée habituellement, est tombée malade deux jours avant d'entrer à l'hôpital et, le même jour, ses règles sont venues à peu près à leur époque. A notre première visite, nous avons constaté : rougeur et gonflement des pommettes s'étendant jusqu'au bas du front avec quelques phlyctènes sur les joues; gonflement de la glande sous-maxillaire droite; 116 à 120 pulsations. Malgré cet état, les règles ont continué et ne se sont arrêtées que le soir après avoir duré trois jours comme d'habitude. La maladie s'est bornée aux parties indiquées.

La deuxième malade, âgée de vingt-six ans, d'un embonpoint excessif, bien réglée habituellement, a commencé par éprouver, comme cela arrive le plus souvent, des frissons suivis de gonflement de la joue droite et de l'aile du nez. Le même jour, les règles ont paru. Le lendemain, elle est entrée à l'hôpital. L'érysipèle s'est étendu jusqu'à l'œil correspondant, qui était entièrement fermé par les paupières; 84 pulsations (35 sangsues sous l'angle droit de la mâchoire inférieure). Les règles ont coulé pendant trois jours comme d'habitude.

La troisième malade, âgée de vingt ans, était accouchée quatre mois auparavant. Deux mois plus tard, elle a eu une ophthalmie pour laquelle on lui avait pratiqué une saignée, fait une application de sangsues et plus tard celle d'un vésicatoire à la tempe gauche qu'elle avait gardé pendant un mois. Deux jours après la suppression de ce vésicatoire, elle a commencé par éprouver un peu de gêne dans la déglutition, et, quatre jours plus tard, il s'est déclaré un érysipèle occupant tout le côté gauche de la face, depuis l'oreille, où il avait débuté, jusqu'au nez. Les règles ont paru le jour même de l'apparition de l'érysipèle, et ont duré quatre jours comme à l'ordinaire.

La quatrième malade était âgée de dix-neuf ans. Après avoir passé la journée au bois de Boulogne, où elle s'est promenée longtemps à cheval et a pris de la limonade froide et des glaces, elle se sentit indisposée en rentrant. Le surlendemain elle éprouva des frissons, et le nez commença à être rouge et douloureux. Bientôt l'érysipèle gagna successivement les deux côtés de la face où l'on remarquait plusieurs phlyctènes ; — 106 pulsations. (Une saignée le jour de son arrivée et une autre le lendemain ainsi qu'une application de trente sangsues au cou.) Les règles sont venues à leur époque le jour de l'érysipèle, et ont coulé abondamment ; elles ne se sont arrêtées que le cinquième jour comme de coutume, et n'ont paru avoir aucune influence sur la marche de la maladie qui s'est terminée le onzième jour par desquammation.

La cinquième malade, affectée d'érysipèle de la face, a vu également arriver ses règles en même temps que l'érysipèle à la figure ; elles ont duré comme d'habitude sans avoir influé d'uue manière sensible sur la marche de la maladie, laquelle ne s'est terminée que quelques jours après par desquammation.

La sixième malade a eu toute sa vie une singulière disposition à l'érysipèle de la face. Elle en a été déjà atteinte avant la première éruption des règles. Plus tard, ses règles se sont arrêtées pendant près de deux ans, et dans cet intervalle elle a eu de nouveau l'érysipèle de la face à plusieurs reprises. Lorsque la malade venait d'être prise du dernier érysipèle, elle n'avait pas été menstruée depuis six mois. Cependant l'érysipèle a été très-intense, a envahi toute la figure, les oreilles et la partie supérieure des épaules. La malade, malgré sa constitution en apparence délicate, a été saignée quatre fois coup sur coup. Chose remarquable, malgré une aménorrhée aussi prolongée, les règles sont arrivées au début de l'érysipèle et se sont passées comme d'habitude sans avoir eu aucune influence sensible sur la maladie. Vingt-huit jours après, une autre époque a eu lieu encore à l'hôpital, mais les règles ont duré moins que d'habitude et le sang était pâle et peu abondant. Les émissions sanguines répétées qu'on a cru devoir pratiquer à la malade dans l'intervalle des deux époques, rendent déjà suffisamment compte de cette particularité.

Ainsi, dans six observations d'érysipèle de la face prises au hasard sans aucun triage préalable, nous avons vu les règles arriver chaque fois pendant la fièvre érysipélateuse et le plus souvent dès le début de l'éruption. Ce résultat est vraiment significatif. Nous sommes loin, certes, de prétendre qu'il doive en être toujours de même. Toutefois, ce que nous venons de voir autorise déjà à présumer que la même chose doit arriver au moins dans l'immense majorité des cas. La fièvre érysipélateuse aurait donc décidément, de même que la fièvre variolique, la faculté de favoriser l'hémorrhagie menstruelle; ce résultat a été on ne peut plus palpable chez la dernière malade, chez laquelle après six mois d'aménorrhée les règles ont reparu sous l'influence de l'érysipèle et ont reparu encore à l'époque suivante. Cependant la même chose n'était pas arrivée dans le cours d'autres érysipèles que la malade avait eus pendant l'aménorrhée précédente, ce qui prouve déjà que, tout en constatant dans l'érysipèle de la face une disposition favorable pour l'hémorrhagie menstruelle, il faudrait se garder de le considérer en quelque sorte comme un emménagogue infaillible. Quoi qu'il en soit, ce fait nous paraît assez curieux pour que nous cherchions à appeler sur lui l'attention des praticiens.

### § 3. — *Dartres.*

Les différentes formes d'affections de la peau connues sous le nom de *dartres*, s'éloignent tellement par leurs caractères de la variole, de la rougeole, de la scarlatine et de l'érysipèle que la plupart des pathologistes modernes ont jugé convenable de rayer ces dernières du cadre des affections cutanées où elles ont été comprises autrefois. S'il fallait de nouveaux motifs pour justifier cette séparation, on pourrait déjà en trouver dans la différence que présente l'examen comparatif des rapports de ces maladies avec les époques menstruelles. Au lieu de cette influence si marquée et si caractéristique que les fièvres éruptives ont paru avoir presque constamment sur les époques menstruelles, nous ne rencontrons rien de semblable dans les autres maladies de la peau. Après avoir interrogé un grand nombre de femmes affectées d'impétigo, de gale, d'eczéma, de lichen, de psoriasis, etc., nous n'avons rien trouvé de particulier à noter. Dans toutes ces maladies, les règles continuaient leur marche normale et n'ont paru avoir aucune influence sur la maladie. Sur dix malades affectées d'eczéma, une seule s'était aperçue d'une légère modification dans ses règles, facile d'ailleurs à expliquer par l'ancienneté de l'affection. Cette femme portait depuis deux ans un eczéma à la tête, aux oreilles et au cou. Depuis plusieurs mois ses règles étaient devenues moins abondantes et n'avaient duré qu'un jour ou deux, au lieu de six jours comme avant d'avoir été malade, et sans qu'il y ait eu d'autres motifs pour cela. Quelques malades affectées de lichen ou de prurigo nous ont déclaré avoir presque toujours éprouvé un sensible surcroît de prurit aux approches des règles, tandis que nous n'avons rien rencontré de semblable chez les galeuses. A part ces légères influences nous n'avons rien rencontré qui eût mérité d'être signalé.

## CHAPITRE V.

### Angine tonsillaire.

Nous avons recueilli cinq observations relatives à l'angine tonsillaire. Ces observations n'offrent plus ce cachet particulier que nous avons généralement remarqué chez les malades affectées de la petite vérole ou d'érysipèle à la face. Nous n'avons plus observé ce rapport pour ainsi dire fixe entre l'époque d'invasion de la maladie et le moment de l'éruption des règles qui nous a presque étonné dans ces dernières affections.

Chez une malade les règles sont arrivées le troisième jour, chez une autre le sixième, chez une autre encore le douzième. La quatrième femme avait eu quinze jours de retard le jour où elle est tombée malade On lui fit une application de quinze sangsues à la vulve et de trente au cou ; immédiatement après, les règles arrivèrent et durèrent pendant quatre jours comme d'habitude. La cinquième femme était chlorotique et mal réglée ; lorsqu'elle est tombée malade il y avait déjà deux mois qu'elle n'avait pas eu ses règles. Quoi qu'il en soit, l'inflammation des amygdales ayant été assez intense, on lui pratiqua une saignée. La nuit suivante les règles ont paru, mais n'ont duré qu'un jour.

Faut-il attribuer le retour des règles chez ces deux femmes plutôt à l'influence de la fièvre qu'à celle des émissions sanguines? C'est ce qu'il nous est difficile de décider ; il ne serait même pas impossible que chacune de ces influences ait eu sa part dans l'effet que nous signalons. Nous ferons observer que dans aucun cas, la durée des règles n'a paru être modifiée par l'influence de l'inflammation tonsillaire, et que cette dernière de son côté n'avait subi aucune modification sensible de la part des règles.

## CHAPITRE VI.

### Rhumatisme articulaire. — Affections organiques du cœur.

Nous avons recueilli dix-neuf observations relatives au rhumatisme articulaire, dont dix appartiennent au rhumatisme articulaire aigu ou subaigu, et les autres au rhumatisme chronique.

La première malade, âgée de trente-sept ans, bien réglée, était affectée, pour la troisième fois (les autres attaques eurent lieu à vingt-trois ans et à vingt-cinq ans), de rhumatisme articulaire datant de vingt jours, occupant presque toutes les grandes articulations. Le neuvième jour de cette attaque, les règles sont arrivées à leur époque et ont duré huit jours comme d'habitude, sans avoir eu aucune influence sensible sur la maladie. Depuis son entrée à l'hôpital, la malade a été saignée deux fois, a pris des opiacés et on lui a appliqué un vésicatoire sur l'épaule droite. Un mois après sa dernière époque menstruelle, les règles ont reparu. La malade n'était pas encore alors guérie, éprouvait des douleurs dans plusieurs articulations et avait le genou gauche encore gonflé.

La deuxième malade, âgée de vingt et un ans, habituellement bien réglée, est entrée à l'hôpital le neuvième jour d'un rhumatisme articulaire aigu occupant la plupart des grandes articulations. La maladie a débuté quelques jours après, la fin de l'époque menstruelle. Vu sa constitution assez délicate, elle n'a été saignée qu'une fois. A l'époque suivante ses règles ont reparu à leur date et ont duré comme d'habitude. La malade était déjà alors guérie de son rhumatisme.

La troisième malade est la même dont nous avons parlé dans le chapitre destiné à la variole. (*Voyez* la sixième malade du chapitre IV.)

La quatrième malade, âgée de trente ans, était affectée de rhumatisme articulaire très-intense, datant de huit jours au moment de son entrée à l'hôpital. Le même jour, on lui a pratiqué une saignée. Le lendemain ses règles sont arrivées à deux jours près à leur époque. Cependant une nouvelle saignée les a arrêtées ; le troisième jour on a répété encore la saignée. La malade est restée ensuite pendant vingt-sept jours à l'hôpital, sans que les règles fussent revenues.

Ce n'est pas la seule fois que nous avons vu la saignée influer sur l'hémorrhagie menstruelle ; rien de plus commun, au contraire, que cette influence ; mais elle ne se traduit pas toujours de la même manière. Il arrive souvent que lorsqu'on pratique une saignée du bras à une femme qui attend ses règles sous peu, l'hémorrhagie se déclare immédiatement et devance ainsi son époque habituelle. L'effet n'est pas le même quand la saignée est pratiquée au moment même des règles ; dans ce cas, il n'est pas rare de voir l'hémorrhagie menstruelle se supprimer tout d'un coup pour quelques heures ou même définitivement.

Ce fait va se représenter plus d'une fois dans les observations citées dans ce travail. Nous nous bornerons, pour le moment, à le constater, en nous proposant d'y revenir plus tard dans un chapitre spécial, destiné à l'étude des causes et des symptômes de la suppression brusque des règles.

La cinquième malade, âgée de trente-sept ans, était affectée de rhumatisme articulaire aigu occupant plusieurs grosses articulations. Le troisième jour de la maladie on lui pratiqua une saignée du bras et l'on appliqua quelques sangsues à l'anus. Deux jours après, ses règles sont arrivées à leur époque et ont duré comme d'habitude. La malade est entrée à l'hôpital le huitième jour et on lui a pratiqué, dans l'espace de deux jours, quatre saignées coup sur coup et fait une application de ventouses scarifiées à l'un des genoux. Malgré le traitement aussi hyposténisant, les règles sont revenues encore à l'époque suivante, seulement elles ont duré à peine la moitié de ce qu'elles duraient habituellement.

La sixième malade, âgée de trente-six ans, est entrée à l'hôpital de la Charité, le vingtième jour d'un rhumatisme articulaire aigu. A son entrée, la plupart des articulations étaient encore malades ; cependant il y avait peu de fièvre. Ses règles sont venues, à leur époque, le jour de son entrée à l'hôpital, mais une saignée qui lui a été pratiquée en arrivant les a arrêtées immédiatement ; elles ont reparu le lendemain, mais elles étaient peu abondantes.

La septième malade, âgée de dix-sept ans, bien réglée, était malade depuis un mois environ. Dix ou douze jours après être tombée malade, elle a eu ses règles comme d'habitude. Huit jours plus tard le rhumatisme étant devenu plus aigu et la fièvre plus forte, on a jugé nécessaire de pratiquer une saignée ; le même jour, la malade a vu survenir une hémorrhagie semblable en tout à ses règles et ayant duré, comme celles-ci, pendant quatre jours. Nonobstant cela, la maladie a continué. Plus tard, la malade a eu de nouveau ses règles à l'époque ordinaire ; seulement elles étaient moins abondantes et n'ont duré que deux jours.

Dans cette observation, nous voyons un nouvel effet de la saignée sur lequel il est bon de nous arrêter un instant. Il arrive très-souvent lorsqu'on pratique une saignée à une femme qui vient d'avoir ses règles depuis peu de jours, que cela fait revenir l'hémorrhagie utérine et qu'elle peut même avoir l'apparence, quant à l'abondance et la durée, d'une véritable hémorrhagie menstruelle ; mais il suffit de réfléchir un peu pour reconnaître combien cette manière d'apprécier est inadmissible. Il est bien évident que la saignée ne peut avoir, dans ce cas, aucun rapport avec l'ovulation, qu'elle ne peut surtout agir de manière à précipiter ses phases ; tout porte, au contraire, à croire que son influence doit être entièrement renfermée dans le système circulatoire. L'effet immédiat d'une saignée est un ébranlement général dans la masse du sang. Se trouvant entraîné dans un sens opposé à l'utérus, le sang peut donc reprendre quelquefois plus d'aisance dans les vaisseaux auparavant trop congestionnés, y circuler plus librement et couler ainsi plus facilement au dehors. C'est, à notre avis, la seule manière rationnelle de se rendre compte pourquoi la saignée occasionne quelquefois des métrorrhagies quand on la pratique peu de jours avant ou après l'époque des règles, et pourquoi, au contraire, elle fait cesser souvent l'hémorrhagie, étant pratiquée au moment même des règles.

Chez la malade de la dernière observation, non-seulement les règles n'avaient eu d'abord aucune influence favorable sur la marche du rhumatisme, mais cette hémorrhagie même, qui s'est déclarée huit jours plus tard à la suite d'une saignée, hémorrhagie dont on aurait, autrefois, espéré beaucoup, que l'on aurait considérée comme critique, n'a absolument rien produit.

La huitième malade était âgée de trente-sept ans, sujette au rhumatisme dont la dernière attaque a commencé deux mois avant notre visite et occupait plusieurs articulations. On s'est contenté d'appliquer des ventouses scarifiées aux genoux et aux pieds. Pendant toute la durée de la maladie, les règles sont venues chaque fois à leur époque, et ont duré comme d'habitude sans aucune influence sensible sur la maladie.

La neuvième malade, âgée de trente ans, a éprouvé d'abord des douleurs dans plusieurs articulations, mais la maladie ne tarda pas à se concentrer sur l'articulation du genou gauche. Les règles sont d'abord arrivées le septième jour de la maladie et ont duré deux jours comme de coutume. Plus tard, on lui a pratiqué deux saignées, fait deux applications de ventouses, une application de sangsues, et, à la fin, on a mis un large vésicatoire suivi de moxas.

Pendant tout ce traitement, qui a duré plus de deux mois, il y avait aménorrhée. Plus tard, la malade est arrivée à un état très-satisfaisant, et reprenant chaque jour ses forces et son embonpoint. C'est sous l'influence de cette amélioration générale que ses règles sont revenues à la troisième époque, quoique la malade ne se levât pas encore; elles sont revenues encore un mois plus tard, et la malade est sorti après très-bien guérie.

La suspension des règles, pendant deux époques, que nous avons observée chez cette malade, doit être évidemment attribuée à l'immobilité, à la diète prolongée, aux émissions sanguines, ainsi qu'aux douleurs du vésicatoire, des moxas, etc.; l'affection rhumatismale n'y a été évidemment pour rien. Dès que l'influence de toutes ces causes réunies a cessé, dès que la malade a repris ses forces, les règles ont reparu et ont suivi leur marche habituelle, quoi qu'elle ne fût pas encore entièrement guérie.

La dixième malade était affectée de douleurs rhumatismales depuis deux mois; les douleurs étaient peu intenses au commencement, et la malade s'est contentée de pratiquer quelques frictions calmantes. Après son entrée à l'hôpital, on lui a fait une application de ventouses scarifiées et de sangsues sur les articulations les plus douloureuses. Depuis le commencement de la maladie, les règles venaient toujours à leur époque et duraient chaque fois huit jours. A la première époque qui a suivi les émissions sanguines pratiquées à l'hôpital, les règles sont venues en temps convenable, mais elles étaient accompagnées d'un peu de coliques, et n'ont duré que trois jours.

Les observations de rhumatisme articulaire aigu, que nous venons de citer, offrent toutes cela de remarquable, que les règles paraissaient non-seulement au début de la maladie, mais qu'elles revenaient encore à l'époque suivante, vers son déclin. C'est ce que nous n'avons vu que rarement dans d'autres maladies aiguës fébriles, et jamais dans la fièvre typhoïde. Ce n'est que lorsque le rhumatisme articulaire a duré longtemps, et exigeait un séjour prolongé au lit, que nous avons remarqué la diminution dans l'abondance et la durée des règles, et même l'aménorrhée.

Chez neuf autres malades, le rhumatisme chronique occupait surtout les articulations, et quelquefois en même temps différentes portions fibreuses. Toutes ces malades vaquaient généralement à leurs occupations et ne s'alitaient qu'à de rares intervalles. Chez toutes, les règles continuaient comme d'habitude. Cependant, si l'affection rhumatismale n'avait chez elles aucune influence sensible sur la menstruation, il n'en a pas été toujours de même de l'influence réciproque de celle-ci. Deux malades nous ont assuré positivement avoir généralement souffert davantage aux approches des règles, et d'avoir pu ainsi prédire leur arrivée deux ou trois jours d'avance. Nous notons cette particularité, car elle relie, en quelque sorte, le rhumatisme chronique, où domine la douleur, à certaines névralgies où nous la verrons se reproduire. On peut, par conséquent, admettre que si la surexcitation physiologique du système nerveux, qui accompagne presque toujours le molimen menstruel, passe souvent inaperçue, elle manque rarement de retentir sur la sensibilité générale, quand celle-ci a été déjà préalablement tant soit peu excitée. Nous avons vu déjà quelque chose de semblable chez les malades affectées de lichen, affection dont le siége principal paraît exister dans les papilles nerveuses. En dehors de cet élément, les affections chroniques apyrétiques n'impriment aucune modification sensible à la menstruation, et ne se trouvent pas non plus influencées par elles. Nous pourrions citer beaucoup d'autres exemples à l'appui de ce que nous venons de dire, mais comme cela ne nous paraît pas du tout nécessaire, nous nous bornerons seulement à dire encore quelques mots des affections organiques du cœur.

Nous avons pris des notes sur l'état de la menstruation chez huit femmes ayant des affections organiques du cœur.

La première avait une hypertrophie du cœur avec induration et épaississement des valvules gauches, insuffisance de la valvule mitrale et rétrécissement de l'orifice correspondant.

La deuxième, hypertrophie moyenne et générale du cœur avec induration, épaississement et déformation des valvules gauches.

La troisième, hypertrophie moyenne avec épaississement et induration des valvules gauches, mitrale surtout à la suite de rhumatisme articulaire.

La quatrième, hypertrophie générale et considérable du cœur avec épaississement, induration et insuffisance des valvules, le tout consécutif à une endocardite rhumatismale.

La cinquième, hypertrophie du cœur avec induration et épaississement des valvules, consécutives à un rhumatisme articulaire aigu.

La sixième, hypertrophie moyenne du cœur avec épaississement et induration des valvules gauches et peut être quelques fausses membranes dans le péricarde.

La septième, hypertrophie générale du cœur, suite d'une pleurésie du côté gauche venue à deux reprises et du rhumatisme goutteux.

La huitième, enfin, une hypertrophie considérable avec épaississement et induration des valvules gauches, rétrécissement des orifices et l'hydropisie consécutive.

Chez toutes ces malades, la menstruation était ordinairement aussi régulière que dans l'état de santé. Une seule malade (la huitième) a été forcée de garder le lit à la fin de sa maladie, à cause de l'hydropisie qui avait gagné en peu de temps les membres abdominaux et le ventre et a nécessité deux ponctions. C'est la seule aussi qui a présenté à la fin de sa maladie, dont elle a été, du reste, victime, quelques irrégularités dans la menstruation. Tout porte à croire que dans cette période de la maladie, les troubles de la menstruation doivent être assez communs, que l'aménorrhée surtout ne doit pas être rare à cause de l'altération consécutive de la constitution et du séjour prolongé au lit; mais il est rare d'observer des affections du cœur aussi prononcées avant l'âge climatérique.

Quant à l'influence des époques menstruelles sur les affections du cœur, elle se réduit à fort peu de chose. Deux malades qui éprouvaient habituellement une assez grande gêne pour respirer, nous ont dit souffrir davantage de ce côté aux approches des règles.

## CHAPITRE VII.

### Affections du système nerveux.

Pour bien apprécier le rôle de la menstruation dans les affections du système nerveux, il est nécessaire que nous fixions l'attention sur la surexcitabilité nerveuse qui fait en quelque sorte partie intégrante des époques menstruelles; comme nous avons dit plus haut, le travail de l'ovulation s'opère au milieu des plexus nerveux dont les vastes ramifications et les nombreuses anastomoses entretiennent de puissantes relations avec d'autres plexus et les ganglions du grand sympathique, ainsi qu'avec le centre cérébro-spinal, et peuvent donner lieu ainsi à une foule de phénomènes appartenant à l'innervation. Aussi chaque époque menstruelle est-elle caractérisée par un élément nerveux dont il est facile d'apprécier les caractères dans ses nombreuses manifestations. Le tempérament primitif des femmes, les conditions d'âme et d'esprit pendant lesquelles s'opère l'ovulation, les différents états pathologiques locaux ou généraux qui l'accompagnent, impriment à ces manifestations des nuances plus ou moins variées et des caractères plus ou moins déterminés. D'un autre côté les nombreuses causes dont l'influence absolue prend habituellement une assez large part dans l'étiologie des troubles nerveux, trouvent dans cet élément des époques menstruelles une cause prédisposante et une condition on ne peut plus favorable au développement de leurs effets.

Le rôle de la menstruation dans les affections du système nerveux ne se borne pas, par conséquent, à l'influence que les maladies peuvent recevoir de la part des règles survenant dans leur cours, et réciproquement; la surexcitation nerveuse qui constitue l'élément des époques menstruelles, joue également un rôle important et tout à fait à part dans l'étiologie des troubles nerveux, et mérite de fixer spécialement notre attention.

Il est admis depuis longtemps que les femmes sont généralement plus impressionnables aux époques des règles. Beaucoup d'entre elles sont alors plus affectueuses, d'autres plus portées à la mélancolie ou plus disposées à s'attendrir pour la moindre cause, d'autres, encore, plus irritables et sortant pour le plus léger motif de leur caractère ordinairement doux. Chez d'autres enfin, l'imagination s'exalte sous l'influence de l'élément affectif, leur conversation devient plus animée, plus pittoresque, et se pare de charmes tout à fait nouveaux. On cite à cette occasion des femmes de lettres, lesquelles profitant de cette position avantageuse de l'esprit, choisissaient de préférence ces époques privilégiées pour leurs compositions littéraires.

Tant que les choses en restent là, il n'y a pas encore de maladie, il n'y a qu'une légère surexcitation due à l'aptitude plus grande à s'émouvoir ou à l'accroissement de l'*émotivité*, comme le dirait notre savant confrère et ami le docteur Cerise (1), au risque d'être réprimandé par M. Viennet (2).

Mais cet état prend souvent des proportions bien autrement considérables et peut donner même lieu à des troubles sérieux de l'innervation.

Il y a des femmes chez lesquelles la sensibilité ovarique s'exalte à chaque époque menstruelle ; leurs règles sont alors chaque fois accompagnées de coliques nerveuses violentes donnant lieu parfois à des mouvements convulsifs, et arrachant des cris de douleurs. Au lieu de se concentrer sur la sensibilité du plexus nerveux du bassin, la surexcitation menstruelle retentit d'autres fois sympathiquement sur les idées ou même sur la locomotion, et occasionne un autre ordre de symptômes plus ou moins alarmants.

Honoré, au dire de M. Brière de Boismont, a eu l'occasion d'observer, à l'hôpital Saint-Louis, une fille qui tous les mois, aux époques des règles, était prise d'une espèce d'aliénation mentale; ses idées se troublaient, elle ne savait plus ce qu'elle disait, ni ce qu'elle faisait, et cet état d'égarement ne cessait qu'après l'apparition de l'hémorrhagie, surtout quand elle était abondante.

Dans l'intervalle des règles elle reprenait parfaitement sa raison, et on n'aurait même pas soupçonné le délire que déterminait chaque retour des menstrues.

M. Brière de Boismont parle d'une fille de vingt-cinq ans, à physionomie douce, qui, à chaque époque menstruelle, de-

(1) Introduction à l'ouvrage de Roussel : *Système physique et moral de la femme*.
(2) A Despréaux : Séance annuelle de l'Académie française, 1855.

venait irritable, se mettait en colère, et entrait en fureur pour la moindre objection. Lorsqu'elle était à la campagne seule avec son troupeau, elle déchargeait sa colère sur les animaux confiés à sa garde, les injuriait, les frappait, et n'était satisfaite qu'en les voyant fuir ou en les entendant pousser des gémissements (1).

Leuret nous a dit avoir donné ses soins à une dame riche qui ne devenait maniaque que périodiquement aux approches des règles ; aussitôt que l'évacution menstruelle s'arrêtait, tous les désordres des facultés intellectuelles cessaient complétement.

Maisonneuve cite un fait fort curieux de l'épilepsie qui revenait périodiquement à chaque époque menstruelle.

*Observation.* Rosalie M..., âgée de vingt-trois ans, d'un tempérament bilioso-sanguin, d'une forte constitution, née à Paris, de parents sains, fort bien portante jusqu'à onze ans, où les symptômes précurseurs de la menstruation ayant commencé à se manifester, elle fut prise d'accès épileptiques qu'on ne peut attribuer qu'à la difficulté que les règles avaient à s'établir. Elles parurent cependant bientôt, mais irrégulières et en très-petite quantité, et chaque éruption fut constamment précédée ou suivie d'accès épileptiques qui ne revenaient qu'à cette époque, tantôt avant, tantôt après, indifféremment, le jour ou la nuit, manquant quelquefois cependant, quand les règles coulaient bien. La même chose a lieu jusqu'à présent, malgré plusieurs traitements par les saignées, les sangsues, les vésicatoires, les antispasmodiques. Ses accès s'annonçaient quelques jours d'avance par des coliques dans le bas-ventre et une lassitude extrême. Au moment de leur invasion, la malade éprouve un sentiment de suffocation, puis deux ou trois minutes après, chute, perte de connaissance, convulsions très-fortes du tronc et des membres, face rouge, point d'écume à la bouche (2).

Il est à regretter que nous ne connaissions pas la suite de cette intéressante observation. Dans la description de Maisonneuve, l'historique de la maladie s'arrête à l'âge de vingt-trois ans. Il eût été curieux de savoir si les accès épileptiques continuaient par la suite avec la même régularité, exclusivement aux époques des règles, ou s'ils ont dégénéré en épilepsie ordinaire.

Tissot cite également une observation d'épilepsie que nous

(1) Ouvrage cité, p. 99.
(2) Recherches et observations sur l'épilepsie. Paris, 1803.

désignerons sous le nom d'*épilepsie ovarique*, car elle paraît avoir pris naissance sous la seule influence de l'excitation périodique qui accompagne l'ovulation. Ce qu'il y a surtout de remarquable dans cette observation, c'est que la malade a été complétement guérie à la suite du mariage.

« Ayant été consulté, il y a trois ans, dit-il, par un jeune homme, sur l'état d'une personne avec laquelle il était promis, et qui, très-bien portante d'ailleurs, était sujette à l'approche de ses règles, toujours peu abondantes, à des coliques si violentes qu'elles la jetaient presque toujours dans des convulsions et que trois fois elles lui avaient procuré une violente attaque d'épilepsie, j'osai lui promettre, dit Tissot, que bien loin que le mariage aggravât cet état, il lui ferait vraisemblablement beaucoup de bien, et l'événement à justifié ma promesse : la première couche a fait disparaître les coliques et par-là même l'épilepsie (1). »

Notre très-distingué confrère et ami M. Marotte, à qui on doit un Mémoire admirablement bien conçu sur les *Rapports de l'épilepsie avec la menstruation* (2), a publié également un fait fort intéressant d'épilepsie ovarique, qu'il a eu seulement tort, à notre avis, de désigner sous le nom d'épilepsie *utérine*. Il est de toute évidence que les troubles nerveux que l'on voit accompagner périodiquement chaque travail de l'ovulation doivent être rapportés aux ovaires et non à l'utérus, qui ne joue là-dedans qu'un rôle tout à fait secondaire. Penser autrement ce serait ne pas se tenir à la hauteur des données physiologiques les plus certaines, les mieux démontrées. C'est également sur les ovaires et particulièrement sur les divers éléments de l'ovulation qu'il faut reverser, du moins en très-grande partie, les priviléges accordés autrefois trop exclusivement à l'utérus, lequel, au dire des anciens, expliquait à lui seul toutes les particularités du caractère et de la manière d'être des femmes ; de sorte qu'on peut dire aujourd'hui : *Attamen non tam propter solum uterum quam propter ovaria mulier est quod est.*

Voici l'analyse de l'observation rapportée par M. Marotte :

*Observation.* — Une jeune fille de dix-neuf ans, réglée tous les

(1) Des nerfs et de leurs maladies, édit. de l'*Encyclopédie des sciences médicales*, § 27.

(2) *Revue médico-chirurgicale*, 1851.

mois, mais éprouvant habituellement des coliques, a eu ses règles le 2 juillet ; elles avaient été accompagnées, comme d'habitude, de coliques suivies de l'expulsion de petits caillots. Mais, cette fois, les coliques avaient été des plus vives. Comme à l'ordinaire, les règles étaient peu abondantes le premier jour, mais au lieu d'augmenter notablement au bout de vingt-quatre heures, comme cela avait lieu autrefois, l'écoulement sanguin était resté dans les mêmes proportions. Le 3 juillet, la malade a été prise, sur les dix heures du matin, de convulsions effrayantes ayant tous les caractères de l'épilepsie. Deux heures après, une autre attaque, et ainsi de suite ; la malade en a eu cinq dans la journée. Dans l'intervalle, elle était agitée, offrait une irritabilité extrême et éprouvait quelques coliques. La première menstruation a eu lieu, il y a quatre ans, d'une manière inopinée. Pendant deux ans encore, la malade n'a souffert en aucune manière. Plus tard, les règles sont devenues plus abondantes; ensuite il y avait des retards ; puis enfin l'éruption était accompagnée de coliques vives et de caillots.

Cette jeune fille était d'ailleurs d'une constitution robuste, avait les attributs sexuels très-développés et désirait beaucoup le mariage. Elle n'avait jamais eu d'attaques de nerfs jusqu'alors ; cependant, elle était sujette à la goutte régulière depuis plusieurs années, maladie à laquelle sa sœur aînée était également sujette, et qui revenait deux ou trois fois par an et durait chaque fois pendant six à huit jours. La dernière attaque avait eu lieu précisément trois jours avant l'époque des règles. Pendant les trois premiers jours, les douleurs, la rougeur et le gonflement du gros orteil, allaient en augmentant, mais, à partir du quatrième jour, tout cela allait en diminuant. Mais la malade avait éprouvé une légère contrariété de ne pas pouvoir assister à la fête du pays ; c'est ce jour-là qu'elle a été prise de convulsions, ce qui n'a pas empêché ses règles de continuer. A l'époque suivante, la jeune personne a commencé à éprouver des malaises généraux dès le commencement du mois d'août. Le 6, des coliques atroces se sont fait sentir vers l'utérus, et, le 9, il est survenu une fluxion de la face. (15 sangsues à la base de la mâchoire, sinapismes, lavements antispasmodiques.) Le soulagement ne fut que très-léger, et trois jours se passèrent dans l'agitation, souffrances et insomnie. Les attaques éclamptiques se renouvelèrent alors avec une véritable *aura*, remontant vers la tête pendant quelques secondes avant la perte de connaissance. Une large saignée, pratiquée immédiatement, n'amène d'autre résultat qu'un affaiblissement profond. M. Marotte, consulté alors, a vu les règles commencer à couler. La malade était très-pâle et changée comme si elle sortait d'une maladie très-grave. (Régime ferrugineux, bains alcalins, bonne nourriture.) Les deux mois suivants, les règles n'ont pas reparu, ce que M. Marotte considérait avec raison comme un résultat des plus heureux. A la troisième époque, elles sont arrivées et ont coulé abondamment.

Il est incontestable que l'observation qu'on vient de lire constitue l'exemple d'épilepsie ovarique ou menstruelle. Nous ne croyons pas devoir attacher une grande importance à la légère contrariété que la malade a pu éprouver de ne pas avoir pu aller à la fête patronale du pays. Nous n'oserions affirmer que la malade n'ait pas été un peu chlorotique, mais cet état ne devait point jouer un grand rôle dans l'étiologie des accidents nerveux que nous venons de décrire. La chose capitale pour nous, c'est de constater une grande surexcitation nerveuse ovarique chez une fille déjà disposée en même temps aux douleurs goutteuses. La malade éprouvait habituellement beaucoup de coliques ovariques à chaque époque menstruelle. C'est sous l'influence de cet état, poussé à un degré plus élevé, que les accidents épileptiques ont pris naissance. Ils ont cessé dans l'intervalle pour reparaître à l'époque suivante, et n'ont disparu définitivement qu'après l'emploi d'un traitement tonique, et surtout du fer, qui fait en quelque sorte l'office du rouleau de Mac Adam dans le traitement de la plupart des affections nerveuses, efface les saillies et les aspérités de la surexcitation nerveuse, et ramène le niveau normal. Une fois les coliques guéries, on n'a plus revu les accès épileptiques, qui n'en étaient que la conséquence.

L'hystérie est probablement celle de toutes les névroses qui se présente le plus souvent aux époques menstruelles par suite de l'excitation nerveuse qui caractérise ces époques. Comme l'a déjà remarqué M. le docteur Landouzy, la menstruation, en dehors de toute anomalie, de toute irrégularité, de tout désordre, paraît évidemment, chez certaines malades prédisposées, la seule cause occasionnelle de l'hystérie (1).

On peut conclure, par conséquent, de tout ce qui précède, que les névroses d'origine menstruelle constituent un groupe à part, qu'il est important de savoir distinguer des mêmes névroses venant d'une autre source. Cette distinction est importante, car elle sert de base pour le pronostic et les indications thérapeutiques. Il est incontestable qu'une fois le diagnostic posé dans ce sens, les névroses d'origine essentiellement menstruelle, malgré la gravité apparente de leurs symptômes, pourront être jugées comme étant relativement moins graves et plus faciles à guérir.

(1) *Traité complet de l'hystérie*, Paris, 1846.

Les faits dont nous venons de parler constituent, sans aucun doute, les exemples du plus haut degré d'excitation ovarique; aussi sont-ils relativement en petit nombre. Mais si, étant circonscrite dans les degrés inférieurs, l'excitation ovarique n'est pas apte à amener par elle-même, sympathiquement, les troubles qui constituent les névroses, elle ne joue pas moins un immense rôle dans leur étiologie comme favorisant les effets des causes efficientes.

Ainsi, d'après les recherches fort intéressantes de M. Beau, l'âge correspondant à l'époque de la première éruption des règles est celui où débutent le plus souvent l'épilepsie et l'hystérie. Ce médecin distingué dit avoir noté :

| | | | |
|---|---|---|---|
| Pour l'épilepsie : | 43 | cas qui ont débuté de | 6 à 12 ans. |
| | 49 | — | 12 à 16 |
| | 17 | — | 16 à 20 |
| Pour l'hystérie : | 6 | — | 10 à 15 |
| | 7 | — | 15 à 20 |
| | 3 | — | 20 à 30 |

D'un autre côté, de 30 femmes épileptiques sur qui la cause a agi au moment des règles, l'effet a été immédiat chez 17.

Pour l'hystérie, la cause ayant agi deux fois au moment des règles a été suivie deux fois d'effet immédiat.

Enfin, sur 227 femmes épileptiques observées par M. Beau, il n'y en avait que 82 chez lesquelles la névrose avait été plus ou moins antérieure à l'établissement de la menstruation. Toutes les autres étaient déjà réglées lorsque l'épilepsie s'est déclarée, et parmi elles il y en avait 35 chez qui la menstruation et l'épilepsie ont paru dans la même année.

Sur trois cent cinquante et une observations d'hystérie recueillies par les différents auteurs, et analysées par M. le docteur Landouzy, les attaques avaient commencé :

| | | |
|---|---|---|
| 48 | fois de | 10 à 15 ans. |
| 105 | — | 15 à 20 |
| 80 | — | 20 à 25 |
| 40 | — | 25 à 30 |
| 38 | — | 30 à 35 |
| 15 | — | 35 à 40 |
| 7 | — | 40 à 45 |
| 8 | — | 45 à 50 |

| | | |
|---|---|---|
| 4 | — | 50 à 55 |
| 4 | — | 55 à 60 |
| 1 | — | 60 à 65 |
| 1 | — | 80 à 85 |

En présence de ces chiffres, il n'est guère possible de douter que la menstruation soit réellement une cause prédisposante de l'épilepsie et de l'hystérie.

M. le docteur Marotte ayant analysé un assez grand nombre d'observations de l'épilepsie, publiées par les différents auteurs, et surtout par MM. Bouchet et Cazanvielh, fait jouer également un rôle important à la menstruation dans l'étiologie de cette affection. D'après ce médecin distingué, l'influence de la menstruation peut être appréciée de trois manières différentes : 1° la menstruation peut n'avoir concouru en rien à la production de l'épilepsie, mais donner néanmoins une impulsion aux attaques ; c'est ainsi, par exemple, qu'une jeune fille commença à avoir des attaques d'épilepsie à neuf ans ; de douze à quinze ans, les attaques cessèrent. Cependant la menstruation s'établit alors, et les attaques épileptiques recommencèrent. M. Marotte a trouvé quatre cas de ce genre. 2° L'épilepsie, tout étant antérieure à l'établissement des règles, reçoit quelquefois une activité inaccoutumée des retours périodiques de la menstruation, et ses attaques deviennent plus fréquentes. M. Marotte a trouvé six cas de ce genre dans les auteurs que nous venons de nommer. 3° L'épilepsie, quoique produite par d'autres causes efficientes que la menstruation, revient néanmoins périodiquement, simultanément avec le retour des règles. Ces cas ont été rencontrés neuf fois dans le travail analytique de M. Marotte.

Des faits analogues ont été cités à l'occasion de l'hystérie. M. Lucas Championnière cite l'observation d'une femme de vingt-quatre ans, chez qui les accès hystériques s'étant déclarés au moment des règles, à la suite d'une émotion vive, se répétaient ensuite chaque mois, tant que durait le flux menstruel, tandis qu'ils cessaient dans l'intervalle ainsi que pendant la grossesse, jusqu'au moment du retour des règles (1).

La même observation s'applique également à la manie. Règle générale, les époques menstruelles produisent presque toujours plus ou moins de surexcitation chez les maniaques, à

(1) *Journ. de méd. et de chir. prat.*, 1836, p. 136.

tel point que lorsqu'on remarque que, sans cause appréciable, il survient de l'exacerbation dans leur état ordinaire, on peut prédire une prochaine apparition des règles. « L'époque des retours menstruels est toujours un temps orageux pour les femmes aliénées, dit Esquirol, même pour celles dont les menstrues ne sont point dérangées (1). » Cette influence des époques menstruelles est tellement remarquable, que presque toutes les maniaques qui tombent malades de délire aigu, affection qui leur est généralement fatale, gagnent cette grave complication, comme l'a remarqué notre savant confrère et ami, le docteur Baillarger, précisément au moment des époques menstruelles (2). D'un autre côté, Esquirol dit avoir vu des femmes qui, après être restées maniaques pendant la période de la vie destinée à la menstruation, guérissaient spontanément, immédiatement, après l'âge critique.

La surexcitation nerveuse qui accompagne les époques menstruelles trouve également des échos dans les troubles de sensibilité connus sous le nom de *névralgies*. Nous avons recueilli huit observations de névralgies : trois relatives aux névralgies de la cinquième paire, trois à la sciatique, et deux à la névralgie iléo-lombaire. Toutes les malades nous ont déclaré avoir éprouvé des exacerbations aux approches des règles, et même souvent pendant leur durée.

Ainsi, dans toutes les affections du système nerveux qui ont pour caractère l'*excitation*, la menstruation exerce généralement une influence bien marquée et incontestable, caractérisée par le surcroît de cette excitation. *A priori*, on pourrait déjà présumer qu'il ne devait pas en être de même dans les paralysies.

Effectivement, nous avons eu l'occasion d'interroger là-dessus huit femmes affectées de paralysies : deux d'hémiplégie, trois de paraplégie et trois de paralysie faciale. Toutes ces femmes avaient été habituellement bien réglées jusqu'à l'invasion de la maladie, et continuaient de l'être ensuite. Pas une seule n'a jamais remarqué la moindre modification dans son état au moment des règles.

De ce qui précède on est autorisé à conclure que, lorsqu'on examine attentivement l'influence de la menstruation

(1) *Traité des maladies mentales*, 1838, t I, p 36.
(2) *Gazette des Hôpitaux*, 1855, n° 39, article publié par M. Judée.

sur les affections du système nerveux, tout semble se borner à l'excitation sinon aux effets purement négatifs. Quant à la faculté de juger les maladies, admise avec complaisance par les anciens, elle doit être rangée parmi de simples suppositions mises en avant pour les besoins de tel ou tel autre système, mais que rien de sérieux ne justifie. Si quelquefois on a vu cesser l'épilepsie, la chorée, etc., etc., aux approches de la puberté, il faudrait se garder d'en conclure que cet heureux résultat dépendît toujours de l'apparition des règles. Bien au contraire, comme nous l'avons vu dans le cours de ce chapitre, les névroses reçoivent souvent alors un nouveau stimulant de l'excitation nerveuse qui caractérise les époques menstruelles.

L'amélioration de la constitution qui coïncide souvent avec la puberté, lorsque les jeunes filles vivent dans des conditions favorables au développement de leur constitution, peut seule expliquer la cessation des troubles nerveux qui pouvaient être favorisés sinon occasionnés par des mauvaises conditions d'hygiène au milieu desquelles s'était passée la première jeunesse.

M. le docteur Foville nous a dit avoir vu dans ses salles à l'hospice de Charenton une épileptique qui, quoique âgée de vingt-six ans, n'avait pas encore été réglée, ce que ce savant médecin attribuait avec raison à sa constitution éminemment scrofuleuse. Après l'emploi habilement dirigé de préparations iodées, cette femme finit par être menstruée. Cependant ce changement, opéré évidemment sous l'influence d'une modification favorable de la constitution, n'amena néanmoins aucune crise heureuse dans le cours de l'épilepsie qui a continué sa marche comme avant la menstruation.

Esquirol cite une seule observation qui pourrait constituer, d'après ce célèbre médecin, l'exemple d'une heureuse terminaison de la manie à la suite du retour des règles. Il s'agit d'une dame de vingt-neuf ans, mère de deux enfants, d'un caractère excessivement jaloux. Elle éprouva un jour sans cause connue un violent accès de jalousie; ses règles se supprimèrent et furent remplacées par un délire maniaque. Plusieurs mois de soins assidus ne purent amener aucun changement notable dans l'état des facultés intellectuelles de la malade ; enfin les règles reparurent et coulèrent abondamment; dès lors, toutes les idées sont justes, toutes les préventions se dissipent, les hallucinations se taisent, les excrétions se rétablissent, et au bout d'un mois, madame C... est en état de retourner chez elle.

Quoique cette observation semble réunir toutes les conditions d'une véritable crise, elle ne nous paraît pas cependant tout à fait concluante. En effet, comme le fait remarquer Esquirol lui-même, déjà depuis trois jours avant l'arrivée des règles la malade était moins sombre et moins mécontente que d'habitude, ce qui pouvait être attribué, du moins jusqu'à un certain point, à des promenades en voiture qu'Esquirol a fait faire à la malade pendant ces trois jours à l'époque du carnaval. Cette distraction a pu être bien certainement pour quelque chose dans l'amélioration survenue aussi subitement, et l'on peut toujours supposer qu'au lieu d'être l'effet, l'amélioration a pu être plutôt la cause du retour des règles.

Tout ce que nous avons dit jusqu'à présent est relatif à l'influence de la menstruation sur les affections du système nerveux. Nous n'aurons que fort peu de chose à dire de l'influence réciproque de ces maladies sur les règles. Quelle que soit la forme de l'affection nerveuse, les règles ne continuent pas moins ordinairement à quelques rares exceptions près. Ainsi nous avons noté la continuation des règles chez les malades affectées de paralysies, de névralgies, d'hystérie, chez les épileptiques et même chez les aliénées.

« Lorsqu'une disposition héréditaire, dit Esquirol, un vice de conformation, prédisposent à la folie, laquelle éclate par l'effet d'une cause accidentelle, au début de la maladie, les menstrues se suppriment ; elles se rétablissent promptement, mais sans soulagement pour la malade. Lorsque les menstrues coulent bien, sans retour vers la santé, alors on doit craindre que la maladie ne devienne incurable; mais tant que les menstrues ne sont pas rétablies, il est permis de conserver quelque espoir de guérisons surtout dans la première jeunesse (1). » Les idiotes sont généralement bien réglées et mêmes elles ont ordinairement la menstruation abondante.

(1) Ouvrage cité, tome I, p. 180. Sans doute, le retour des règles qui sont restées supprimées pendant quelque temps peut faire supposer le rétablissement de l'équilibre dans les fonctions organiques. Tant que ce retour n'a pas lieu, on peut toujours espérer quelque chose de ce rétablissement de l'équilibre chez les aliénées. Mais dans ce cas encore le retour des règles ne doit pas être considéré comme la cause, mais comme le résultat d'une amélioration préalable.

## CAAPITRE VIII.

**De la suppression brusque des règles ; de ses rapports avec les états morbides qui lui sont attribués par les auteurs et de son influence sur la thérapeutique.**

C'est un question fort importante que celle de la suppression des règles ; elle est importante au point de vue pratique, car il s'agit de savoir ce qu'il convient de faire à l'égard de l'hémorrhagie supprimée ; elle l'est aussi au point de vue de la pathologie générale.

L'influence des causes qui produisent la suppression peut se borner à la suppression seule, ou, ce qui arrive plus souvent, faire naître simultanément d'autres troubles et donner lieu à différentes maladies.

La plupart des auteurs qui ont traité cette question n'ont fait que raffermir les idées erronées répandues là-dessus dans le public, et qui conduiraient à de plus fausses inductions thérapeutiques, si l'on persistait à vouloir les suivre. Pour ne pas remonter jusqu'aux anciens, arrêtons-nous seulement un instant sur le livre que nous avons eu déjà l'occasion de citer et qui résume parfaitement l'état de l'emménologie jusqu'à nos travaux. « Les accidents déterminés par la rétention sont-ils plutôt dus aux qualités du sang qu'à sa quantité? se demande M. Brière de Boismont. Beaucoup de preuves semblent parler, dit notre honorable confrère, en faveur de la première opinion (1). » L'auteur appuie surtout sa manière de voir sur des faits de *cyanose* qu'on a vue quelquefois survenir après la suppression des règles. Ces faits paraissent à M. Brière de Boismont significatifs et indiquent évidemment une altération du sang, analogue à celle qui s'opère dans *les asphyxies et après l'empoisonnement par certaines substances narcotiques, entre autres par l'opium.*

Pour faire sentir jusqu'à quel point les meilleurs esprits peuvent se laisser égarer par des préventions, nous ferons observer que c'est après s'être efforcé de démontrer, dans la partie physiologique de son ouvrage, l'identité du sang menstruel avec le sang artériel, que M. Brière de Boismont a soutenu, dans la partie pathologique, une si étrange opinion. Nous fe-

(1) Ouvrage cité, p. 321.

rons remarquer encore que chez une des malades affectées de cyanose dont parle l'auteur, on a trouvé à l'autopsie un *rétrécissement général du système artériel coïncidant avec un développement marqué du système veineux jusque dans ses capillaires*. Cette altération ne suffit-elle pas déjà par elle-même pour expliquer la teinte cyanosée sans qu'on ait besoin de recourir à l'hypothèse d'empoisonnement par le sang menstruel rentré?

En supposant que chez l'autre malade dont parle l'auteur il n'y eût pas eu de cause organique analogue à celle-là pour rendre compte de la cyanose, ce fait pourrait encore être très-bien expliqué par la seule commotion vive du système nerveux, sans que les règles eussent joué là-dedans d'autre rôle que celui de cause prédisposante. Les faits de ce genre ne manquent pas dans la science; et dans le moment même où nous écrivons ces lignes, nous lisons dans la *Gazette médicale* une observation fort curieuse de cyanose rapportée par notre savant confrère et ami le professeur Hus, de Stockholm (1). Jamais la chose ne pouvait arriver plus à propos, car il s'agit précisément d'un cas de cyanose survenue après une frayeur sans aucune participation des règles. Une jeune fille de treize ans, encore non réglée, effrayée par un homme dont elle s'est vue poursuivie dans la rue, avait employé toutes ses forces pour lui échapper. Arrivée chez elle, elle a éprouvé un accès de palpitations violentes avec une grande difficulté de respirer qui lui a fait perdre connaissance; en même temps la peau est devenue bleue sur tout le corps. Cet état ayant continué pendant deux mois, la mère amena l'enfant à l'hôpital, où elle était traitée par la diète et le sous-carbonate de fer. Au bout de trois semaines, son état a éprouvé une amélioration remarquable, et elle n'a pas tardé à être complétement guérie.

Après avoir rejeté la théorie d'empoisonnement, dont l'origine remonte aux médecins arabes, mais qui n'est pas soutenable dans l'état actuel de nos connaissances, voyons ce que nous apprend l'observation clinique sur le mécanisme étiologique des accidents survenus sous l'influence des causes ayant occasionné la suppression brusque des règles.

La suppression produite par des causes agissant directement sur la circulation donne rarement l'occasion d'observer d'au-

(1) *Gazette médicale de Paris*, 1843, numéro du 11 février.

tres troubles concomitants. Ces causes ébranlent, en effet, la masse du sang; les globules en chemin pour s'échapper des vaisseaux utérins s'arrêtent ou rentrent dans le tourbillon de la circulation générale, et tout se borne à la suppression momentanée ou plus ou moins prolongée de l'hémorrhagie menstruelle. C'est de cette manière que semble agir la saignée pratiquée au moment des règles. Son effet le plus ordinaire est la suppression de l'hémorrhagie menstruelle sans qu'il en résulte rien de fâcheux pour l'économie. C'est de la même manière encore que se produisent sans doute ces suppressions brusques que l'on voit survenir souvent quand une maladie fébrile aiguë éclate au moment même de l'hémorrhagie menstruelle. Dans l'un comme dans l'autre cas, si un peu de congestion locale survit à l'hémorrhagie supprimée, elle ne tarde pas à disparaître sous l'influence même de la cause qui avait occasionné la suppression. Les globules du sang rentrent dans la circulation générale et l'état local reprend en très-peu de temps les conditions antérieures au molimen menstruel sans fournir aucune indication spéciale à la thérapeutique.

En dehors de ces cas, la plupart des influences auxquelles on attribue généralement la suppression brusque des règles sont suivies en même temps d'autres accidents. Ce qu'il y a de remarquable, c'est que ces accidents sont toujours étroitement liés à la nature des causes qui les ont produits. Ainsi on peut être sûr d'avance que lorsqu'il s'agit de la frayeur, d'un chagrin profond ou d'une douleur subite, la suppression des règles sera accompagnée d'accidents appartenant à l'innervation, tels que : l'hystéralgie, l'hystérie, l'épilepsie, le délire, la folie, etc., etc. Si, au contraire, la cause qui a précédé la suppression est d'une autre nature, comme, par exemple, le passage du chaud au froid, l'exposition à la pluie, etc., etc., on verra succéder des accidents de nature inflammatoire, tels que: des angines, des pleurésies, des fluxions de poitrine, des métrites, etc., etc. Ces accidents sont, par conséquent, absolument semblables à ceux que les mêmes causes produisent habituellement en dehors de l'influence des époques menstruelles, ce qui prouve que les règles ne jouent d'autre rôle dans leur étiologie que celui de cause prédisposante. Ce rôle, déjà assez important par lui-même à cause de l'impressionnabilité plus grande des femmes à cette époque, acquiert une importance tout exceptionnelle des causes qui agissent particulièrement sur l'innervation. L'orgasme nerveux qui constitue un des caractères essentiels des époques menstruelles étant déjà normalement très-développé chez certaines femmes, ne peut que faciliter alors l'évolution des troubles de l'innervation et les rendre capables de revêtir toutes les formes connues.

L'hémorrhagie menstruelle n'entre donc pour rien dans la production de tous ces accidents; il serait d'ailleurs fort difficile de comprendre qu'une seule et même cause pût occasionner tant de diversité dans les résultats. Si la suppression des règles en était réellement la cause, il devrait être entièrement indifférent qu'elle survienne après les influences de l'ordre physique ou moral; les résultats devraient être, dans les deux cas, les mêmes.

Nous n'excepterons de cette règle générale que deux ordres d'accidents qui semblent emprunter leurs principaux caractères à l'hémorrhagie supprimée : l'engorgement congestif ou inflammatoire de l'utérus et les hémorrhagies supplémentaires. Il est bien certain que, quelle que soit la cause qui ait précédé la suppression des règles, l'utérus et ses annexes peuvent être avant tout frappés dans leur système circulatoire, grâce à des conditions toutes spéciales dans lesquelles ils se trouvent alors physiologiquement.

La suppression des règles peut être seulement momentanée ; l'hémorrhagie revient alors au bout de quelques heures ou le lendemain, et peut continuer jusqu'à son terme habituel. Mais bien plus souvent le retour des règles n'a lieu qu'à l'époque suivante, sans qu'il soit absolument nécessaire que des accidents qui avaient succédé d'abord à la suppression aient cessé auparavant. Si les règles tardent davantage à reparaître, cela tient généralement à la nature de l'affection survenue en même temps que la suppression ou au traitement hyposthénisant.

Quelquefois, au lieu d'hémorrhagie menstruelle, on peut observer, aux époques qui suivent la suppression, des hémorrhagies supplémentaires par les différentes voies. Cette anomalie, qui peut se déclarer quelquefois directement sans l'intervention d'une suppression brusque des règles, est toujours l'indice d'une grande perturbation dans l'économie et particulièrement du système nerveux.

Le plus ordinairement, la nature choisit pour ses hémorrhagies des points qui étaient déjà antérieurement plus ou moins congestionnés, tels que des ulcères, des nævi, des varices, etc., etc. D'autres fois cependant, elles ont lieu par un point de la peau ou des membranes muqueuses où l'on n'apercevait jusqu'alors aucune altération. D'autres fois enfin, on a vu des femmes qui, s'étant blessées accidentellement au moment des règles, rendaient aux époques suivantes du sang par le point correspondant à leur blessure.

Girod de Lyon rapporte un fait fort intéressant de ce genre.

Une demoiselle de ving-trois ans étant au moment des règles fit une chute sur le bras. La suppression du flux menstruel fut l'effet immédiat de cet accident. Quinze jours après, il survint des coliques qui firent espérer la réapparition des règles ; mais tout se dissipa, et le vingt-neuvième jour cette jeune personne vit à son réveil son bras qui avait supporté l'effort de la chute et qui jusque-là n'avait pas présenté la moindre altération, se tuméfier, s'ecchymoser et se couvrir de varices tellement grosses qu'il en fut tout déformé. Plus tard les menstrues reparurent et l'on ne s'occupa plus que de la compression des varices au moyen d'un bandage roulé (1).

Bordeu rapporte l'histoire d'une demoiselle chez laquelle les règles supprimées furent remplacées par un écoulement de sang qui se fit à la surface d'un ulcère au pied. A chaque époque menstruelle, les varices qui sont survenues après la suppression des règles, grossissaient étonnemment.

Notre savant et très-distingué confrère, M. Briquet, dit aussi avoir observé une fois un grand développement des varices après la suppression des menstrues.

D'autres fois ce sont les membranes muqueuses qui fournissent périodiquement du sang par un point quelconque comme, par exemple, la muqueuse de l'œil, celle des bronches de l'estomac, etc., etc. Ce serait se faire une fausse idée de ce qui arrive dans tous ces exemples, que de supposer qu'il s'agit chez ces femmes d'une véritable métastase. Rien en effet ne peut remplacer les ovaires pour l'ovulation, et tout porte à croire que celle-ci continue à parcourir ses périodes comme d'habitude, et que c'est à elle que revient la tâche de donner chaque fois le signal du retour périodique de toutes ces hémorragies ou congestions supplémentaires.

(1) *Journal de la Société de médecine*, t. XIX, cahier de nivose.

Envisagé au point de vue utérin, le déplacement du flux menstruel n'offre rien de grave et met tout bonnement les femmes qui en sont affectées dans la catégorie des femmes dont parlent plusieurs auteurs, lesquelles ont pu jouir d'une excellente santé et même avoir plusieurs enfants sans avoir jamais été réglées de leur vie (1).

D'un autre côté, comme l'a remarqué M. Gendrin (2), si l'on fait bien attention, il est rare que l'on ne découvre pas chez des femmes qui offrent l'exemple d'hémorrhagies supplémentaires, des traces de l'hémorrhagie utérine. Toute modification se porte donc en réalité sur l'hémorrhagie seule dont le molimen, distrait de son centre physiologique, se trouve en quelque sorte divisé mais jamais anéanti. S'il fallait encore d'autres preuves de la persistance du travail physiologique fondamental de la menstruation malgré la suppression de l'hémorrhagie, nous pourrions les trouver dans les observations des femmes devenues enceintes nonobstant le déplacement apparent de la menstruation.

Le docteur Bonfils, de Nancy, cite l'observation d'une femme qui était sujette aux spasmes hystériques aux époques menstruelles. Cette femme, qui était réglée depuis l'âge de

(1) Les exemples de ce genre ne sont pas rares et ne font que témoigner de nouveau contre l'importance absolue des *Emménagogues*. Fabrice de Hilden cite l'exemple d'une femme qui est devenue sept fois enceinte sans avoir jamais été réglée : « Sed et nobis affirmat matrona illa se unquam fluxu menstruali laborasse, tum durante virginitate, tum etiam in ipso matrimonio in quo tamen septem liberos peperit, et quidem feliciter quorum major pars adhuc in vivis est et athletice optimeque valet. In puerperio lochia quoque exigua fuisse affirmat. » (*Centur.* V, *Obs.* 42, p. 425.)

Donatus dit avoir connu deux femmes à Padoue qui devinrent enceintes sans avoir été réglées (*Centur.* IV, *Obs.* 54).

Rondelet cite une femme qui accoucha douze fois (*Methodus curandor. omnium morb. corp. hum.*), et Joubert parle d'une autre femme qui a eu dix-huit enfants sans avoir été sujette au flux menstruel (*Med. prat. libri*, Lyon, 1577).

Pierre Frank dit avoir connu à la clinique de Pavie une femme qui était mère de trois enfants sans avoir été réglée (*Epitome de curand. hominum morbis*).

M. Velpeau dit, dans son *Traité d'accouchement*, avoir observé à l'hôpital de Tours une femme qui n'avait jamais été réglée et qui cependant était mère d'un garçon de quinze à dix-huit ans très-bien constitué.

Kleemann (*Magaz. de Rust.* XVIII) rapporte l'observation d'une dame qui, mariée à vingt-sept ans, ne vit ses règles que deux mois après son huitième enfant et continua à être ensuite bien réglée.

(2) *Traité philosophique de médecine pratique.*

neuf ans, tous les mois, pendant huit jours, éprouvait souvent, simultanément avec ses règles, surtout si elle avait quelque chagrin, un suintement sanguinolent par la peau du mamelon et de l'aisselle. Nonobstant cela, elle eut un enfant. Après sa couche, les menstrues se rétablirent par les voies naturelles, mais en même temps le suintement sus-indiqué recommença. La malade était obligée de se garnir l'aisselle, et surtout le mamelon. Si l'on essuyait ces deux points avec un linge sec, et qu'on attendît quelques secondes, on voyait bientôt la peau se couvrir, dans l'étendue d'une pièce de cinq francs, d'une multitude de gouttelettes de sang infiniment petites, qui, grossissant et se joignant les unes aux autres, formaient, dans l'espace de quatre à cinq minutes, deux ou trois gouttes, dont la réunion donnait naissance à une large traînée de sang. Plus tard, un suintement analogue s'opérait par les différentes parties du corps, sans que la santé en fût nullement incommodée (1).

## Traitement des accidents attribués à une suppression brusque des règles.

Toutes les fois qu'on est auprès d'une personne qui attribue sa maladie à une suppression brusque des règles, on doit avant tout s'appliquer au diagnostic de la nature de cette maladie, et, autant qu'il est possible, de son siége anatomique. D'après ce que nous avons dit plus haut, il est de toute évidence que le rétablissement du flux menstruel doit être la dernière préoccupation du médecin. Ce qu'il aura soin de faire, c'est de chercher à s'emparer de la confiance des malades pour leur faire comprendre l'inutilité des efforts dirigés dans ce sens, afin de rassurer leur moral et de leur épargner une déception inévitable, qui aurait toujours un mauvais effet. Ces précautions une fois prises, on doit procéder au traitement des maladies diagnostiquées avec toute l'énergie qu'elles réclament, sans se préoccuper en aucune manière de l'hémorrhagie menstruelle. Ce serait s'exposer à perdre souvent inutilement un temps précieux que de se bercer d'espoir de voir les accidents se dissiper par le rappel du flux menstruel. Dans l'immense majorité des cas, tous les efforts resteraient stériles; mais fût-

(1) *Journal général de médecine*, 1828.

on même assez heureux pour rappeler l'hémorrhagie supprimée, ce mince résultat ne changerait rien à l'état des choses, et l'on n'aurait pas moins toujours à combattre les maladies qui, comme nous l'avons démontré, en sont, la plupart du temps, indépendantes, et survivent à la suppression.

Tissot, qui s'élève avec force contre la pratique des médecins qui veulent forcer le retour des règles, cite un fait fort curieux à l'appui de sa manière de voir. Il s'agit d'une demoiselle de vingt ans, qui, s'étant effrayée, a eu immédiatement une suppression accompagnée de défaillance et de palpitations. On lui administra une quantité de remèdes irritants pour rappeler les menstrues, et on lui fit boire beaucoup d'eau de Balaruc.

« L'effet de ce traitement fut tel, dit Tissot, qu'elle tomba dans des convulsions d'une force, d'une longueur, d'une fréquence et d'une bizarrerie si extraordinaire, qu'après avoir épuisé tous les secours physiques de la province, et avoir fait inutilement quelques consultations ailleurs, on ne vit qu'une cause surnaturelle et très-malfaisante qui pût opérer une telle maladie : on accuse le diable, et après mûre délibération, on convient que l'exorcisation est la seule voie de salut. Le jour est marqué, les ecclésiastiques du voisinage sont convoqués, l'heure approchait, la cérémonie allait commencer, quand M. le M. D., ami de la maison, arrive par hasard, fait sentir toute l'extravagance de cette opération et obtient le temps nécessaire pour m'écrire. Je ne vis que les suites naturelles d'une irritation excessive, occasionnée par des remèdes violents; j'ai cru qu'il fallait traiter la malade comme une personne empoisonnée; j'ordonnai l'usage du lait pour tout aliment, tout remède, toute boisson, et les accidents ne tardèrent pas à disparaître : ils n'auraient jamais eu lieu si l'on se fût borné, après la frayeur, à quelques bains tièdes, à un régime doux, à quelque boisson délayante et un peu diaphorétique, et à un exercice fréquent ; c'est presque le seul traitement qui convienne dans ces cas (1). »

Les hémorrhagies supplémentaires sont peut-être les seules qui méritent d'être quelquefois exceptées de cette loi générale. Quoique la plupart du temps elles soient à peu près inoffensives, il sera bon néanmoins de chercher à imprimer à

(1) *Des nerfs et de leurs maladies*, art. VI, § 46.

l'hémorrhagie périodique sa direction normale. On pourra espérer d'atteindre ce but par l'application de quelques sangsues à la vulve aux approches d'une époque présumée des règles, par des sinapismes aux cuisses, ou, ce qui vaut mieux encore, par des vapeurs ammoniacales ou celles d'infusion de farine de moutarde dirigées dans le vagin, etc.

Mais, quelque gênante que puisse être une hémorrhagie supplémentaire, on ne doit jamais penser à la supprimer avant de rétablir préalablement le flux menstruel. Des auteurs citent des exemples de très-graves accidents après ces tentatives téméraires de suppression.

Forestus cite l'observation d'une fille de vingt ans chez qui la suppression des règles fut suivie de la formation d'un ulcère sur la cuisse, par lequel suintait tous les mois une forte quantité de sang. La malade, ainsi que ses parents, ayant demandé avec instance la cicatrisation de cet ulcère, Forestus s'y refusa. Cependant, un autre chirurgien fut moins scrupuleux et accepta la proposition. Bientôt l'ulcère se cicatrisa, mais immédiatement après la jeune fille offrit tous les signes d'aliénation mentale accompagnée de nymphomanie. Ces accidents n'ont disparu qu'après le retour des règles par les voies naturelles (1).

Chauffe de Besançon cite un autre fait analogue. Une dame ayant eu ses règles supprimées, il lui survint une petite tumeur entre l'os de la pommette et celui du nez. Ennuyé de la voir saigner à certaines époques, elle prit la résolution de s'en débarrasser. Le chirurgien appelé dans cette intention en fit la ligature. L'opération réussit, mais elle fut suivie de différents désordres des facultés intellectuelles suivies d'apoplexie qui se termina par la mort (2).

L'idée du danger que l'on attachait généralement de tous temps à la suppression des règles, a suggéré à son tour celle de l'inconvénient d'administrer les remèdes pendant les époques menstruelles. Les anciens s'abstenaient généralement d'administrer alors des médicaments dans la crainte d'occasionner la suppression, et cette manière de voir est encore aujourd'hui généralement partagée, du moins dans le public. Cependant plusieurs observateurs judicieux avaient su

(1) *De cerebr. morb.*, obs. 24.

(2) *Des accidents et des maladies qui surviennent à la cessation de la menstruation.* Thèse de Paris, an X.

déjà faire justice de ces craintes exagérées. Van Swieten avoue qu'il n'a jamais hésité à pratiquer la saignée au moment des règles quand elle paraissait être indiquée. « Nec abstinui, dit-il, a venæ sectione, si respiratio multum impedita erat, licet menstruæ fluerent, et bono quidem cum successu (1). »

Comme nous avons pu voir dans les précédents chapitres, jamais cette circonstance n'avait arrêté notre illustre maître, le savant professeur Bouillaud, devant l'administration des saignées coup sur coup quand il les a jugées nécessaires, et jamais nous n'avons vu cette pratique être suivie du moindre accident. C'est là également la manière d'agir de MM. Andral, Piorry, Rostan, en un mot celle de l'école de Paris. En présence de faits aussi nombreux et d'autorités aussi imposantes, nous avons de la peine à comprendre Maisonneuve qui dit avoir vu une femme de quarante ans, d'un tempérament sanguin, née de parents sains, et bien réglée depuis l'âge de dix-huit ans, devenir épileptique après une saignée du bras *imprudemment* pratiquée pendant l'écoulement des menstrues à l'âge de vingt-huit ans. Depuis lors la malade éprouvait des accès épileptiques tous les mois, se répétant plusieurs fois dans les deux ou trois jours où devaient couler les règles, qui n'ont plus jamais reparu.

Il y a évidemment dans ce fait une erreur d'appréciation, et tout porte à croire qu'il faut chercher ailleurs, peut-être même dans la crainte excessive de la saignée qui a été pratiquée, la cause de l'épilepsie.

M. Gendrin dit avoir eu l'occasion d'administrer souvent les émétiques pendant les époques des règles dans le cas d'emphysème, accompagné de beaucoup d'oppression et d'une menstruation abondante. Non-seulement il l'a toujours fait sans aucun effet fâcheux, mais cette pratique était généralement suivie d'excellents résultats.

A l'exemple de ce médecin distingué, nous avons l'habitude de ne jamais nous préoccuper des époques des règles quand il faut administrer des vomitifs, des purgatifs, et à plus forte raison d'autres médicaments tirés de la classe des toniques, des antispasmodiques, etc. La principale considération dont nous nous préoccupons dans cette circonstance, c'est l'opportunité de la médication. Nous cherchons ensuite, avant d'administrer

(1) *Comment. in aphorism.*, 890, t. III, p. 35, édit. de Paris, 1754.

un médicament quelconque ou de pratiquer la saignée, de raisonner les malades et de les convaincre de l'innocuité de la médication au moment des règles. A notre avis, si jamais la saignée ou des médicaments que nous venons de nommer ont pu produire des accidents, cela ne peut être que par suite de la crainte que leurs résultats inspiraient sans doute aux malades. Par conséquent, ce n'est point à l'action des médicaments, mais à l'influence d'une cause morale telle que la peur, qu'il fallait attribuer ces accidents.

Nous n'en dirons pas autant des bains froids et des affusions froides. Sans doute l'habitude joue encore, dans cette circonstance, un rôle immense, et l'on a pu voir souvent des femmes, comme cela se voit par exemple tous les jours chez les laveuses de grandes villes, rester plongées impunément une partie de la journée dans l'eau froide au moment des règles. Cependant la prudence exige, qu'à moins d'un cas d'urgence on s'abstienne de ce genre de traitement pendant les époques menstruelles. Nous proscrivons également l'habitude qu'ont certaines femmes du monde de continuer des lotions de propreté à l'eau froide au moment des règles. Plus d'une fois nous avons vu cette pratique susciter des pertes assez abondantes, occasionner des accès d'hystéralgie, des névralgies du col de la vessie avec des envies fréquentes d'uriner, etc.

## CHAPITRE IX.

### De l'influence de la menstruation sur le lait des nourrices et la santé des nourrissons.

La question que nous allons traiter dans ce chapitre est une de celles qui intéressent à un haut degré les praticiens. Elle a été envisagée différemment par les auteurs, mais elle manque, on peut le dire, jusqu'à présent, de solution scientifique.

L'allaitement suspend, en général, le travail de l'ovulation pendant un temps plus ou moins long ; ordinairement, pendant environ un an, mais quelquefois pendant plus longtemps. Aussi les menstrues cessent-elles de paraître pendant tout ce temps, et la reproduction de l'espèce ne rencontre pas non plus de chances aussi favorables que chez les femmes menstruées. Si parfois on voit des nourrices chez lesquelles les règles reparaissent, après l'accouchement, au terme habituel, comme si elles n'avaient pas nourri, cela constitue vraiment une rare exception ; l'aménorrhée, plus ou moins prolongée, n'en est pas moins la règle générale. Il importe donc de savoir si la continuation ou le retour des règles, chez une nourrice, ont quelque influence sur le lait, et si l'on peut confier impunément un enfant à une nourrice qui est menstruée.

Quand on réfléchit à l'importance de cette question, qui touche si directement aux intérêts des familles, on est en droit de s'étonner qu'on n'ait pas cherché à l'éclairer du flambeau de la science, et qu'on ait permis de rester dans la plus grande incertitude à cet égard. Les auteurs n'ont fait, en général, que se rapporter à leurs impressions personnelles, aussi n'est-il pas surprenant de trouver tant de divergence dans leur manière de voir.

« La menstruation, disent les auteurs de l'article *Nourrice* du grand *Dictionnaire des sciences médicales*, a, sur l'action des mamelles, une influence très-manifeste et très-défavorable chez certaines femmes. Il en est, au contraire, dont le lait conserve ses propriétés pendant toute la durée de l'écoulement utérin. On ne peut donc pas plus établir en principe général que le lait des femmes menstruées est funeste aux enfants, qu'il n'est possible d'affirmer la proposition contraire. La continuation des règles, poursuivent ces auteurs, est sans doute une circonstance défavorable qui devra faire rejeter une nourrice qui se présente, mais leur apparition au milieu de l'allaitement ne peut pas seul motiver le renvoi d'une femme aux soins de laquelle l'enfant est déjà accoutumé. »

Voilà, certes, une singulière manière de faire de la science. « La menstruation, dit-on, a, sur l'action des mamelles, une influence très-manifeste, et très-défavorable chez certaines femmes. » Qu'est-ce qui prouve qu'il en est réellement ainsi? Les auteurs de l'article que nous venons de citer se sont-ils livrés à l'examen attentif du lait chez ces *certaines femmes?* Ont-ils constaté qu'il a été réellement altéré? Mais d'ailleurs, en supposant même qu'ils eussent constaté *de visu* cette altération, de quel droit se croiraient-ils autorisés à en conclure que celle-ci est le résultat de la menstruation ? Cette conclusion n'est rien moins que rigoureuse ; elle n'est même pas du tout logique. Tous les jours, sur un certain nombre de femmes qui se présentent pour être nourrices, on en rencontre quelques-unes dont le lait, par sa quantité comme par ses qualités, ne réunit pas les conditions nécessaires pour pourvoir suffisamment aux besoins de l'enfant. Or, s'il est possible de trouver quelques mauvaises nourrices dans un certain nombre de nourrices non menstruées, comment ne pas admettre qu'il puisse y en avoir également de mauvaises parmi celles qui sont réglées ?

Il n'est pas nécessaire, dit-on, de renvoyer une nourrice surprise par les règles au milieu d'un allaitement qui paraît profiter à l'enfant, mais il faut rejeter une nourrice qui se présente avec les menstrues. Voilà encore un singulier système, une singulière manière de procéder. Une des deux choses : ou bien la menstruation altère le lait, ou bien elle ne lui fait éprouver aucune altération sensible. Dans le premier cas, l'enfant serait-il même venu à merveille pendant tout le temps que la nourrice n'a pas été menstruée, le retour des règles pouvant d'un coup compromettre tout le passé, à quoi bon exposer l'enfant à devenir malade ? Pourquoi ne pas faire cesser immédiatement l'allaitement qui peut lui être préjudiciable ? Si, au contraire, la menstruation n'altère pas le lait, pourquoi refuser une nourrice par cette seule considération qu'elle est réglée, tandis que cela peut être une excellente nourrice, sous tous les rapports, et qu'elle a pu déjà élever, dans les mêmes conditions, d'autres nourrissons jouissant d'une excellente santé ? Voilà à quels mécomptes, à quels tâtonnements on est exposé quand on n'a pas pour guide le flambeau de la science, et quand on est obligé de marcher au hasard, sacrifiant à chaque instant à l'influence des opinions admises sans contrôle et même aux préjugés.

M. Donné est, sans contredit, un des premiers qui ait imprimé une impulsion favorable aux intéressants travaux des modernes sur le lait. Sans son heureuse initiative, les beaux travaux de MM. Quevenne, Lecanu, Mandl, etc., etc., se seraient peut-être encore fait attendre. Cependant, M. Donné laisse, on peut dire, sans solution, l'intéressant problème qui nous occupe. Ce médecin distingué prétend, mais il ne le démontre pas, qu'il y a des cas où la menstruation exerce une influence fâcheuse sur le lait ; toutefois, il ne manque pas de faire observer qu'il arrive plus souvent encore qu'elle n'exerce aucune influence, et que l'enfant ne s'en ressent d'aucune manière. « A part donc les cas, conclue cet habile galactographe, où le lait éprouve une altération notable, c'est le résultat même qui doit servir de guide, c'est-à-dire que l'état de l'enfant est le meilleur indice de la conduite à tenir »

Rien de mieux, rien de plus juste, sans doute, que le précepte de changer de nourrice lorsque le lait paraît altéré ou même seulement lorsque l'enfant n'en profite pas. Cependant cette conclusion n'éclaire en aucune manière la question que nous nous sommes posée à savoir : quelle est l'influence de la menstruation sur le lait des nourrices et la santé des nourrissons ? Ce que M. Donné conseille de faire ici pour les nourrices menstruées, il l'aurait conseillé à coup sûr, à l'occasion de toutes les mauvaises nourrices, ne fussent-elles même pas réglées. Mais ce serait certes aller trop loin que de vouloir conclure, sans aucune donnée antérieure de la science, que, toutes les fois que l'enfant allaité par une nourrice menstruée ne vient pas bien, cet insuccès soit dû à la présence des règles. L'enfant ne peut-il pas, en effet, être souvent victime de quelque vice héréditaire ou congénial qui le mine profondément ? D'un autre côté, son état chétif ne peut-il pas aussi bien dépendre de quelques influences hygiéniques défavorables contre lesquelles le lait de la meilleure nourrice pourrait échouer, tout en opposant par ses bonnes qualités une puissante résistance au développement des germes morbides ?

En vérité il n'y avait qu'un moyen d'éviter tous ces écueils, c'était de prendre la route qui seule pouvait conduire directement au fait, en dehors de toutes les appréciations plus ou moins erronées, aussi bien préjudiciables à la science qu'aux enfants et à leurs nourrices. Il fallait avant tout examiner attentivement le lait des nourrices par tous les moyens dont la science dispose, et chercher s'il subit réellement quelques altérations importantes sous l'influence de la menstruation. Le résultat de cette expertise aurait au moins fourni d'excellentes données d'après lesquelles il eût été facile de se prononcer en connaissance de cause.

M. Gendrin a si bien senti l'importance de cette distinction qu'il paraît s'en être occupé un des premiers. Nous regrettons seulement que l'auteur n'ait pas jugé à propos de faire connaître le procédé qu'il avait mis en usage dans ses investigations; ce regret est d'autant plus vif que les conclusions auxquelles est arrivé ce médecin distingué sont, pour ainsi dire, tout à fait opposées à celles auxquelles nous sommes arrivé de notre côté. Voici, d'ailleurs, les conclusions de M. Gendrin. D'après cet habile pathologiste, quand les règles surviennent chez les nourrices, elles s'accompagnent d'une diminution dans l'activité de la sécrétion mammaire. Le lait alors sécrété est toujours séreux et moins riche en principes nutritifs; on en peut juger, dit-il, par la diminution des granulations que le microscope fait reconnaître dans ce liquide; le lait se rapproche du colostrum, il acquiert même ordinairement des propriétés laxatives qui se montrent par les coliques et les selles diarrhéiques dont le nourrisson est atteint tant que dure l'hémorrhagie utérine menstruelle. Si les nourrices continuent à être réglées et surtout si elles le sont abondamment, la quantité habituelle de lait diminue, et ce liquide s'affaiblit dans ses qualités alimentaires, l'enfant maigrit et est insuffisamment nourri (1).

Nous professons, en général, tant de respect pour les données vraiment scientifiques, et la description de M. Gendrin en offre, il faut le reconnaître, toutes les allures, que, si les observations de M. Gendrin ne laissaient rien à désirer au point de vue de l'exactitude, nous n'hésiterions pas à proscrire d'une manière absolue l'usage des nourrices menstruées, et nous conseillerions toujours de changer immédiatement de nourrice, la santé du nourrisson eût-elle même les plus belles apparences, dès qu'il y aurait un retour des règles dans le cours de l'allaitement.

Cependant, peu disposé déjà par caractère à jurer sur la parole du maître, nous avons cru que dans une question aussi importante il était de notre devoir d'examiner les choses par nous-même. Nous avons donc procédé à l'examen comparatif du lait pendant les époques menstruelles et dans leur intervalle, ayant eu préalablement soin de nous assurer le concours éclairé de M. Quevenne, pharmacien en chef à l'hôpital de la Charité, dont tout le monde connaît les travaux remarquables sur le lait en général. Qu'il nous soit permis d'exprimer ici publiquement notre reconnaissance à ce savant aussi distingué que modeste, pour la bienveillance avec laquelle il s'est mis constamment à notre disposition.

(1) Ouvrage cité.

Nous avons examiné dans chaque cas particulier l'aspect extérieur du lait, sa densité, sa réaction chimique, la quantité relative de crème, le nombre proportionné de globules, leurs diamètres, la présence des granulations, etc., etc.

Pour arriver à des résultats aussi exacts que possible, il était indispensable d'observer certaines précautions que nous voulons signaler.

Il y a d'abord un fait remarquable qui avait déjà frappé depuis longtemps l'attention des éleveurs de vaches, et que M. Quevenne a eu l'occasion de vérifier par ses expériences, c'est que le lait peut déjà présenter des caractères plus ou moins différents, selon qu'on l'examine au commencement ou à la fin de la traite; que celui qui est retiré à la fin et qui a séjourné moins longtemps dans la glande mammaire est plus riche que celui qu'on avait retiré en premier lieu. Nous avons cru devoir profiter de cet enseignement, et nous avons prié les femmes soumises à notre observation de tirer toujours le lait destiné à notre examen, avant de donner à téter. De cette manière nous avons opéré au moins plus de rapprochement entre les différents laits, si nous ne les avons pas ramenés à des conditions à peu près les mêmes.

Inutile d'ajouter que nous avons employé les mêmes procédés pour apprécier les qualités soit physiques soit chimiques du lait chez toutes les nourrices soumises à notre examen. Ainsi c'était toujours la même éprouvette graduée ou le crémomètre pour apprécier les proportions de la crème, c'était toujours du papier de tournesol de la même force, le même lacto-densimètre, etc., etc. Toutes ces précautions étaient indispensables, car il n'y a pas jusqu'à la forme ou la hauteur du vase dans lequel on essaie le lait qui ne puisse influer sur le résultat des expériences pratiquées sur des laits d'ailleurs absolument semblables (1).

Passons à l'examen des faits particuliers.

(1) M. Quevenne ayant mis en même temps du lait dans une éprouvette graduée et une petite terrine, a trouvé, au bout de vingt-quatre heures, 11° de crème dans la première, et 1033,5 pour la pesanteur du lait écrémé, tandis que la pesanteur du lait écrémé de la terrine était 1035,5, ce qui prouve que la crème était séparée plus complétement dans la terrine. En général la crème se sépare plus facilement dans les vases larges. Il est nécessaire que l'ascension des globules gras ne soit point gênée par le frottement contre les parois du vase, ce qui arriverait nécessairement si on laissait reposer le lait dans des vases plus étroits à leur ouverture.

Observation I. — N..., âgée de trente ans, concierge, de constitution moyenne, blonde, ayant la peau blanche couverte de nombreuses éphélides sur le visage, est accouchée depuis cinq mois et demi, et a revu ses règles au bout de trois mois. Depuis lors, la menstruation a continué sa marche régulière, dure chaque fois, comme avant l'accouchement, cinq jours, et donne lieu à une perte assez abondante. Cette femme nourrit un garçon à peau blanche, fine, aux cheveux blonds, d'une belle constitution, ayant les chairs fermes et un bel embonpoint. Cet enfant, gai et riant, est généralement assez précoce, et a déjà deux dents incisives depuis environ quinze jours.

*Premier échantillon de lait.* — Lait tiré le second jour des règles, examiné vingt-quatre heures après : aspect blanc opaque; aucune odeur particulière; le papier rouge commence à bleuir, après quelques minutes d'immersion, sans que le bleu soit influencé. Pesanteur spécifique, 29,9. Examiné au microscope, ce lait présente des globules nombreux, parfaitement libres, la plupart de dimensions ordinaires, entre 1/300 et 1/100. Quelques-uns sont d'une grosseur qui tranche sur le reste, et offrent jusqu'à 1/50 de millim. Ayant versé de ce lait dans le tube gradué de Chevallier, à la température de 18 degrés, nous avons obtenu, au bout de vingt-trois heures, 9 1/2 de crème. Le lait écrémé pesait 33,8, c'est-à-dire 3,9 degrés de plus qu'avant d'être écrémé (1).

*Deuxième échantillon de lait*, pris dans l'intervalle des époques menstruelles, et examiné environ vingt heures après. Aspect fortement opaque. Le papier rouge bleuit en quelques secondes. Pesanteur spécifique, 29,8. Les globules sont libres, un peu plus régulièrement calibrés que dans le cas précédent. Il n'y a que fort peu de gros globules, et ils tranchent alors sur les autres; ils ont de 1/100 à 1/50; le plus grand nombre sont de 1/200 à 1/100; versé dans le même tube gradué que le lait précédent, il a donné, au bout de vingt-quatre heures, et à la température de 14 degrés, 9 de crème. Pesanteur spécifique après l'enlèvement de la crème, 32,8, ou 3 de plus que dans l'échantillon précédent.

*Troisième échantillon de lait*, pris le second jour des règles et examiné quatre heures après : aspect assez opaque, un peu bleuâtre, parfaitement homogène; les globules sont nombreux, assez régulièrement calibrés; un grand nombre de 1/200, beaucoup de 1/100, quelques-uns au-dessus, jusqu'à 1/75; point de granulations ni de globules muqueux; le papier rouge commence à bleuir après quelques minutes d'immersion. Versé dans un tube gradué, ce lait n'a fourni en vingt-quatre heures, et à la température de 24 degrés, que 4 de crème.

*Réflexions.* — Si nous passons en revue les principaux caractères des échantillons de lait examiné dans cette observation, nous sommes obligés de reconnaître qu'il n'y a pas eu de différence bien notable entre le lait examiné pendant les règles et celui examiné dans l'intervalle des époques menstruelles. L'aspect extérieur du lait était, dans les deux cas, à peu près semblable, la pesanteur spécifique presque la même, et les mêmes diamètres des globules. Le repos de vingt-quatre heures avait fourni, dans l'intervalle des règles, 9, et pendant les règles, 9 1/2 de crème, ce qui ferait une petite différence en faveur du lait sécrété au moment de la menstruation. Ce qu'il y a de particulier, c'est qu'ayant examiné le lait de cette femme à une autre époque menstruelle, on n'avait trouvé que 4 de crème. Doit on attribuer cet appauvrissement à l'influence de la menstruation? Il nous serait difficile de l'affirmer, surtout en présence du lait de l'autre échantillon, pris également au moment des règles, où la quantité de crème paraissait dépasser un peu celle du lait examiné dans l'intervalle des époques menstruelles. D'un autre côté, il ne faut pas perdre de vue que, dans le dernier échantillon, le lait a été versé dans l'éprouvette au bout de quatre heures; tandis que, dans le premier échantillon, il n'a été versé dans l'éprouvette qu'au bout de vingt-quatre heures de repos dans un flacon. Cette circonstance peut ne pas avoir été étrangère au mode un peu différent dans la séparation de la crème, et ceci nous fait encore davantage regretter de ne pas avoir pu prendre note de la pesanteur spécifique; la différence que nous aurions trouvée sous ce rapport, avant et après l'enlèvement de la crème, aurait pu jeter beaucoup de jour sur cette question. Nous finirons par faire observer que la quantité de lait n'avait éprouvé chez cette femme aucune influence notable de la part de la menstruation. L'enfant avait toujours joui d'une excellente santé, et le retour de la menstruation n'avait nui en rien à son développement un peu précoce.

(1) Les globules butyreux sont comparativement plus légers que la partie liquide du lait, ce qui fait qu'en laissant reposer le lait, on les voit remonter à la surface, où ils forment en grande partie ce qu'on appelle la crème. Plus la séparation des globules gras a été complète, plus la différence entre la pesanteur spécifique du lait, avant et après l'enlèvement de la crème, sera sensible. Le degré de cette différence peut donner, par conséquent, une assez juste idée des différences que peuvent présenter deux laits sous le rapport des proportions de crème.

Observation II. — Madame G..., Italienne, à Paris depuis une dizaine d'années, est accouchée pour la troisième fois il y a treize mois. Elle se porte ordinairement très-bien ; sa nourriture est succulente, composée en grande partie de viandes rôties. Cette dame avait toujours beaucoup de lait, son garçon avait été toujours bien portant ; il est gros, a les chairs fermes, le teint coloré, et a quatre dents depuis l'âge de onze mois ou d'un an. La menstruation a repris son cours au bout de dix mois d'allaitement et le poursuit régulièrement depuis.

*Premier échantillon de lait.* Le lait, pris dans l'intervalle des époques menstruelles, et examiné vingt-quatre heures après, présente l'aspect très-opaque. Les globules sont nombreux, et, en général, libres ; beaucoup ont 1/200, un assez grand nombre au-dessous, quelques-uns ont 1/100, et il y en a même quelques-uns, mais peu nombreux, qui sont plus gros. Point de globules muqueux ni purulents. En agitant ce lait avec l'éther, on fait disparaître les globules butyreux sans faire perdre au liquide sa teinte, qui reste encore assez opaque.

Mis dans une éprouvette graduée, ce lait a fourni 10 de crème au bout de vingt-quatre heures ; sa réaction est légèrement alcaline.

*Deuxième échantillon.* Lait recueilli au moment des règles, offrant l'aspect opaque et la réaction sensiblement alcaline. Ce lait offre les globules libres pour la plupart avec peu d'agglomération ; point de globules muqueux ni purulents. Absence complète de granulations de collostrum. Un assez grand nombre de globules ont 1/100, et même plus de diamètre, d'autres ont 1/200 environ, et beaucoup de 1/300 à 1/400. Agité avec l'éther, ce lait ne perd également qu'imparfaitement son opacité.

Pesanteur spécifique, 30,8. Mis dans l'éprouvette graduée, ce lait ne fournit que 5 de crème à la température de 10 degrés ; écrémé, il pèse 32,3, ce qui donne 1,4 d'augmentation.

*Troisième échantillon.* Le lait recueilli dans l'intervalle des époques menstruelles présente l'aspect moins blanc et moins opaque que dans d'autres échantillons. Cette circonstance pourrait peut-être s'expliquer par l'état de l'enfant qui souffre beaucoup et tette constamment. Pesanteur spécifique, 30,1. Les globules sont assez nombreux, libres, de diamètres ordinaires. Point de corps granuleux ni d'autres corps étrangers. Mis dans le crémomètre, ce lait fournit 8 de crème à la température de 16 degrés. Ecrémé, il offre 33,2 de pesanteur, ce qui donne 3,1 d'augmentation. Le papier rougi redevient bleu en moins d'une demi-minute.

*Quatrième échantillon.* Lait recueilli pendant les règles, offrant un aspect bleuâtre peu opaque, parfaitement homogène. Pesanteur spécifique, 32. Le papier rougi redevient bleu en moins d'un quart de minute. Les globules sont libres, isolés, régulièrement calibrés, rarement au-dessus de 1/100. Volume de crème, 5, à la température de 18 degrés. Ce lait écrémé pèse 32,9, ce qui ne donne que 0,9 d'augmentation, et il présente dans cet état une teinte très-peu opaque.

*Réflexions.* — Dans cette observation, la diminution des proportions de la crème, sous l'influence des règles, paraît un fait constant. Ainsi, on avait pris quatre échantillons de lait : deux fois il a été examiné pendant les règles, et deux fois dans l'intervalle des époques menstruelles. Dans l'intervalle des règles, on avait trouvé une fois 8 et une autre fois 10 de crème ; au moment des règles, au contraire, on n'en a trouvé chaque fois que 5. La différence entre la pesanteur spécifique du lait, avant et après la séparation de la crème, concorde d'ailleurs très bien avec les résultats annoncés par le crémomètre. Toutefois, nous ferons observer que nonobstant cette diminution de crème sous l'influence de la menstruation, l'enfant avait toujours joui d'une excellente santé et n'avait jamais paru souffrir au moment des règles.

Observation III. — Nous devons à l'obligeance de M. de Crozant, interne distingué des hôpitaux, aujourd'hui inspecteur des eaux de Pougues, l'adresse d'une femme de 25 ans, accouchée depuis treize mois et réglée depuis le neuvième mois d'allaitement. Cette femme vivait dans une profonde misère ; son mari, presque aveugle, gagnait à peine 1 fr. ou 1 fr. 50 par jour, et ceci devait suffire à eux trois ; la plupart de leurs effets étaient déjà engagés au mont-de-piété, de manière que je me suis empressé de leur aider à en retirer au moins les plus indispensables. Ajoutons que peu de temps après être accouchée, cette femme fut affligée d'un abcès au sein, qui fut suivi d'une suppression complète de la sécrétion de lait de ce côté, ce qui l'obligeait à ne donner depuis à téter que d'un seul sein.

Nonobstant ces conditions si défavorables, l'enfant jouissait d'une santé parfaite ; c'était un beau garçon, bien constitué, ayant les chairs fermes et assez d'embonpoint ; il eut deux dents à l'âge de onze mois. La mère nous avait affirmé que son lait ne diminuait pas aux époques des règles, et qu'elle ne s'était alors jamais aperçu de la moindre indisposition chez son enfant.

*Premier échantillon de lait.* Le lait recueilli le troisième jour des règles présente un aspect bleuâtre et pèse 33,9. Les globules sont parfaitement libres, assez réguliers ; la plupart ont 1/100, quelques-uns 1/75, d'autres 1/200, et très-peu au-dessous. Versé dans le crémomètre, ce lait a fourni au bout de vingt-quatre heures, à la température de 23 degrés, 4 de crème. Le lait écrémé pèse 34,8, ce qui ne fait que 0,9 d'augmentation.

*Deuxième échantillon.* Le lait recueilli onze jours après la fin de l'évacuation menstruelle présente un aspect d'un blanc opaque, et rend bleu en très-peu de temps le papier rougi. Les globules sont parfaitement libres, beaucoup de 1/200, d'autres de 1/300, un assez grand nombre de 1/100. Point de globules étrangers. Versé dans le crémomètre, ce lait a fourni au bout de vingt-quatre heures, à la température de 20 degrés, 12 de crème.

*Réflexions.* — Le caractère dominant de cette observation est encore, comme dans les observations précédentes, la diminution sensible de crème au moment des règles. Cette diminution, qui a fait descendre l'échelle du crémomètre de 12 à 4, est une des plus fortes que nous ayons encore observées. Nous ferons cependant remarquer que, nonobstant cette circonstance, l'enfant ne paraissait nullement en être indisposé aux époques des règles. Nous n'affirmerons pas qu'il en eût été de même si la diminution de crème eût été permanente, mais ce qu'il y a d'incontestable, et ce que nous avons vu déjà dans les observations précédentes, c'est qu'avec son caractère passager elle n'apportait aucun trouble dans l'état général de l'enfant. Nous finirons en faisant observer que la diminution de crème coïncidait chez la femme de cette observation avec la décoloration du lait, qui avait perdu évidemment de son opacité ordinaire.

Cette diminution dans les proportions de la crème est loin cependant d'être le résultat constant de l'influence de la menstruation, comme nous allons le voir dans deux observations qui vont suivre.

Observation IV. — Elise Varin, demeurant rue de la Cité, 58, est âgée de vingt-six ans ; elle est accouchée, pour la seconde fois, d'une fille ayant aujourd'hui quinze mois. Cet enfant a été toujours bien portante, elle est grasse, a les chairs fermes, un peu pâle. Elle a eu sa première dent à l'âge de quatre mois, et actuellement elle en a quatre. Au bout de neuf mois de l'allaitement, la mère s'est aperçue du retour de la menstruation, qui, dès lors, n'a pas cessé de revenir régulièrement. L'enfant n'a jamais souffert pendant les époques menstruelles. Nous ferons remarquer que, d'après la déclaration de cette personne, elle s'était déjà trouvée dans ce cas à l'époque où elle avait nourri son premier enfant, et qu'alors, pas plus que cette fois, elle ne s'était aperçue de la moindre influence défavorable sur la santé de son enfant de la part de la menstruation.

*Premier échantillon de lait.* Lait recueilli sept jours après les règles et examiné 20 heures après, présente l'aspect fortement opaque, et bleuit en quelques instants le papier rougi. Pesanteur spécifique, 30,4. Les globules sont libres ; on trouve un assez grand nombre de globules de 1/100 et même de 1/50 ; il y en a beaucoup qui n'ont que 1/200 et même au-dessous. Ce lait marque au crémomètre 11 de crème à la température de 16° ; écrémé il pèse 33,5, ce qui donne 3,1 d'augmentation.

*Deuxième échantillon*. Lait recueilli le second jour des règles offre l'aspect assez opaque et ne bleuit que lentement le papier rougi sans agir sur le bleu. Pesanteur spécifique 28,6. Les globules sont libres, le plus grand nombre ont 1/200, quelques-uns ont 1/100, mais il y en a aussi qui n'ont que 1/300. Versé dans le crémomètre, ce lait fournit dans l'espace de 24 heures, à la température de 14°, 11 de crème. Ecrémé il pèse, à la température de 15°, 31,8, ce qui donne 3,2 d'augmentation.

*Réflexions*. — Le lait de cette observation est évidemment un lait riche en crème, car il atteint le chiffre 11 au bout de 24 heures de séjour dans le crémomètre, ce qui constitue, sous ce rapport, un chiffre assez élevé. Nous ferons remarquer que, contrairement à ce que nous avons vu jusqu'à présent, ce chiffre n'a été modifié en rien sous l'influence de la menstruation. D'un autre côté, de même que dans les observations précédentes, nous n'y avons point remarqué les globules étrangers dont la présence a été signalée par quelques auteurs aux époques menstruelles.

Observation V.—M. le docteur Letalenet eut l'obligeance de nous donner l'adresse d'une de ses clientes, qui continuait à être menstruée pendant l'allaitement. Nous saisissons cette occasion pour remercier ce médecin distingué de ce procédé de bonne confraternité, qui nous a permis de recueillir les détails suivants :

Madame F..., demeurant rue Neuve-des-Mathurins, âgée de 29 ans, est accouchée, il y a six mois, pour la seconde fois. Elle avait nourri elle-même son premier enfant, ce qui n'a pas empêché ses règles de revenir peu de temps après sa couche, et de paraître ensuite régulièrement pendant toute la durée de l'allaitement, sans que cette circonstance ait nui en quoi que ce soit à la santé de l'enfant. Le dernier enfant fut envoyé en nourrice à quelques lieues de Paris. La mère, rétablie de ses couches, revit ses règles environ six semaines après. Au bout de trois mois, elle fit venir son enfant à Paris, et, n'ayant pas été satisfaite de sa nourrice, elle résolut de le sevrer. Cependant l'enfant ne voulant pas prendre facilement des bouillies, elle eut l'idée de le mettre à son propre sein, son lait n'ayant pas cessé complétement de couler. Cette tentative fut couronnée de succès; la sécrétion du lait se rétablit, et le lait devint abondant et fit la seule nourriture de l'enfant jusqu'au moment de notre examen. Nous l'avons trouvé très-bien portant, gros, ayant le teint coloré et les chairs fermes. Le rétablissement de la sécrétion mammaire n'avait point empêché le retour périodique de la menstruation. D'un autre côté, et ceci est très-remarquable surtout après ce que nous avons vu dans les trois premières observations, le lait paraissait devenir plus abondant pendant chaque époque menstruelle. La mère nous a affirmé positivement avoir fait cette remarque pendant tout le temps qu'elle avait nourri ses deux enfants.

*Premier échantillon du lait.* Lait pris dans l'intervalle des époques menstruelles, six mois après l'accouchement. Examiné 24 heures après, il présentait un aspect fortement opaque et rendait la teinte bleue au papier rougi. Pesanteur spécifique, 31,6. Les globules commencent à former des agglomérations peu serrées; il y a peu de globules allant à 1/100; la plupart ne dépassent guère 1/200 : point de globules muqueux. Versé dans le crémomètre, ce lait fournit 4 1/2 de crème en 24 heures à la température de 9 degrés ; écrémé, il pèse 33,7, ce qui augmente son poids de 2,1.

*Deuxième échantillon.* Le lait pris le troisième jour de l'évacuation menstruelle, et examiné 24 heures après, présente l'aspect fortement opaque et bleuit le papier rougi au bout d'une minute. Pesanteur spécifique, 29,8. Les globules sont libres, assez régulièrement calibrés ; la plupart ont 1/200 à 1/150 ; très-peu ont 1/100 ; il y en a aussi beaucoup à 1/300 et au-dessous ; mais point de globules étrangers. Versé dans le crémomètre, ce lait fournit 7 1/2 de crème à la température de 12 degrés dans l'espace de 24 heures. Ecrémé, il pèse 32,8, ce qui donne 3 d'augmentation.

*Réflexions.* — Cette observation est fort remarquable sous plus d'un rapport. Nous ferons d'abord ressortir la persistance de la sécrétion lactée après trois mois de sevrage chez une femme abondamment réglée. Aussi, dès que l'enfant a été remis au sein, la sécrétion du lait devient-elle abondante et suffit elle-même à la nourriture de l'enfant. Non-seulement la continuation de la menstruation n'avait en rien nui à la sécrétion du lait ; mais la qualité du lait, au lieu de perdre quelque chose de sa richesse, comme cela était arrivé chez plusieurs autres femmes, paraissait devenir meilleure sous l'influence de l'exutation utérine. Ce qu'il y a de certain, c'est que le lait donnait alors plus de crème dans le même espace de temps, et qu'il paraissait être plus abondant.

## RÉFLEXIONS GÉNÉRALES.

En rapprochant les unes des autres chacune de ces cinq observations, on peut arriver à des conclusions générales qui ne manquent pas d'intérêt. Ce qui nous frappe en premier lieu, c'est le peu de rapport qu'il y a entre les résultats auxquels nous sommes arrivés, et ceux auxquels l'opinion généralement admise dans le monde, ou professée par les auteurs, nous donnait le droit de nous attendre

Il faut singulièrement rabattre, comme on a pu le voir, de l'opinion des médecins qui attribuent à la menstruation une influence fâcheuse sur le lait, ou qui lui supposent de graves altérations au moment des époques menstruelles.

La seule altération que nous croyons devoir réellement attribuer à l'influence des règles, est la diminution dans les proportions de globules butyreux ou la diminution de crème. C'est ainsi que, dans l'observation II, le lait ayant été examiné pendant deux époques menstruelles, nous avons vu l'échelle représentant la hauteur de la crème descendre de 8 et de 10 à 5 degrés. Dans l'observation III, le chiffre 12 représentant les proportions de la crème dans l'intervalle des époques menstruelles, est descendu, au moment des règles, à 4.

Cependant, hâtons nous de le reconnaître, cette influence est loin de se faire remarquer chez toutes les femmes, elle est même loin de se reproduire constamment à chaque époque. Ainsi, dans l'observation I, le chiffre représentant les proportions de la crème est resté une fois au moment des règles tel qu'il avait été dans l'intervalle, tandis qu'à une autre époque il était descendu de 9 à 4 1/2.

Dans l'observation IV, le chiffre représentant la hauteur de la crème est resté à peu de chose près le même pendant que dans l'intervalle des règles, et ce qu'il y a de remarquable c'est que ce chiffre s'était élevé de 3 degrés pendant les règles chez la femme de l'observation V. Cette femme paraît avoir été douée d'une grande impressionnabilité des seins, ce qui pourrait expliquer jusqu'à un certain point et cette augmentation relative de crème et l'augmentation de la sécrétion lactée qu'elle nous dit avoir remarqué à chaque époque menstruelle. Ce qu'il y a de certain, c'est qu'après avoir essayé de donner à téter pour la première fois trois mois après sa couche, cette femme vit, sous l'influence de cette simple excitation, reparaître le lait et la sécrétion lactée s'établir ensuite avec abondance.

Nous terminerons par faire remarquer que la diminution dans les proportions de la crème que nous avons constatée dans plus de moitié des cas ne va jamais au delà des limites où elle constituerait un mauvais lait. Ce lait est évidemment moins riche, mais il n'est pas mauvais pour cela, surtout quand on pense qu'il reprend habituellement son degré primitif aussitôt après les règles.

Il serait assez curieux de savoir si l'appauvrissement que nous signalons est l'effet de la sympathie exercée sur les seins par la matrice ou s'il n'est que le résultat de la déplétion du système sanguin par l'hémorrhagie menstruelle. En examinant les modifications que peut éprouver le lait sous l'influence des émissions sanguines on pourrait arriver à la solution de ce problème; c'est ce que nous nous proposons de faire à la première occasion, car il nous répugnerait de soumettre les nourrices à cette expérimentation sans une indication positive.

Les globules avaient généralement suivi de près les modifications notées dans la quantité de crème. En général, plus l'échelle de la crème était élevée, plus les globules étaient gros et plus leur nombre était considérable, et *vice versâ*.

Nous n'avons jamais rencontré d'autres globules mêlés à ceux du lait, ni, en particulier, jamais la moindre trace de globules de pus ou de granulations de collostrum signalées par M. Gendrin.

L'aspect extérieur du lait a paru quelquefois changer. Le lait perdait parfois de son aspect opaque pour prendre une teinte légèrement bleuâtre au moment des règles. On peut expliquer cette particularité par la diminution des globules crémeux dont dépend en grande partie la couleur du lait.

La réaction chimique n'a pas été modifiée une seule fois par l'influence de la menstruation et le lait conservait toujours son alcalinité ordinaire. Ceci répond suffisamment aux personnes qui attribuent au lait des nourrices menstruées l'inconvénient de favoriser le développement des acides dans l'estomac et d'occasionner la diarrhée.

Passons enfin à l'examen de la question que l'on peut regarder comme l'aboutissant de toute la discussion précédente, nous voulons parler de l'influence du lait des nourrices menstruées sur la santé des enfants.

Si les proportions de la crème étaient toujours fixes à l'état normal, on pourrait présumer qu'une diminution brusque de cet élément si important au moment des époques menstruelles devrait avoir une influence fâcheuse sur la nature du lait et nuire à la santé des enfants. Mais heureusement, il n'en est rien. En consultant ces observations dans lesquelles il nous a été possible de répéter plusieurs fois l'examen du lait, il est facile de voir que ces proportions sont susceptibles de varier sans que les conditions au milieu desquelles vivent les femmes aient changé d'une manière sensible. Ainsi il est très-rare de rencontrer chez la même femme le même chiffre représentant la crème à plusieurs jours d'intervalle. Nous ferons en même temps observer ce que nous avons déjà noté dans le cours de ce chapitre, qu'il s'en faut que le chiffre 4, le plus bas terme auquel nous ayons vu descendre les proportions de la crème sous l'influence des règles, constitue à proprement parler un mauvais lait. Les enfants des cinq femmes dont nous avons rapporté les observations et auxquels nous aurions pu ajouter l'enfant d'une autre femme (1) dont nous n'avons pas parlé parce que nous n'avons pas été à même de faire des recherches comparatives sur son lait, tous ces enfants jouissaient d'une santé parfaite. Jamais leurs mères ne se sont aperçues de la moindre indisposition au moment des époques menstruelles, et les ont élevés convenablement au point de vue de la fraîcheur et de l'embonpoint, quoiqu'il y en eût dans le nombre qui vivaient dans une profonde misère.

Nous rappellerons surtout, comme étant très-curieuse à cet égard, la femme de l'observation III, qui a élevé un enfant plein de santé et de vigueur quoiqu'elle ait vécu dans la plus profonde misère et qu'elle n'ait pu nourrir que d'un seul côté.

La malade du docteur Letalenet n'est pas moins intéressante. La sécrétion du lait supprimée d'abord presque entièrement se rétablit chez elle après trois mois de sevrage. Cette circonstance rend déjà cette observation curieuse, mais ce qui rehausse surtout son intérêt, c'est la coïncidence de la sécrétion

(1) C'est à l'obligeance de M. le docteur Gaultier de Claubry que nous devions ce fait, et nous saisissons cette occasion pour l'en remercier.

lactée avec le retour de la menstruation, c'est la richesse plus grande du lait au moment de ces époques, c'est enfin le rétablissement complet de l'enfant qui, remis au sein de sa mère au milieu de toutes ces circonstances en apparence aussi défavorables, revint, pour ainsi dire, à la vie et devint plus tard fort et très-bien portant.

Lalouette avait prétendu que les enfants conçus au moment des époques menstruelles étaient tous rouges ou écrouelleux.

Nous avons déjà suffisamment combattu cette opinion dans un autre travail; bornons-nous pour le moment à constater que nous n'avons jamais remarqué que le lait des nourrices menstruées donnât des dispositions au développement des scrofules.

De tout ce qui précède nous pouvons tirer les conclusions suivantes :

1° Le lait des nourrices qui continuent à être menstruées pendant l'allaitement, ne diffère pas sensiblement, sous le rapport de ses qualités physiques, de sa réaction chimique et de son aspect microscopique, du lait des nourrices non réglées

L'hémorrhagie menstruelle ne paraît pas davantage modifier sensiblement la nature du lait.

2° La seule particularité que semblent présenter les nourrices réglées consiste en ce que leur lait paraît être généralement moins riche en crème pendant la durée de l'évacuation menstruelle que dans l'intervalle des époques des règles.

3° La continuation des règles chez une nourrice ne semble avoir aucune influence sensible sur la santé des enfants; généralement ils ne se trouvent pas indisposés au moment des règles.

4° Il ne nous semblerait pas raisonnable de refuser une nourrice par cette seule considération qu'elle continuerait à être menstruée, les nourrices réglées n'étant pas du tout, toutes choses égales d'ailleurs, moins bonnes nourrices que celles qui ne sont pas menstruées.

5° Eu égard à la surexcition nerveuse qui accompagne généralement, quoique à différents degrés, les époques menstruelles, on doit surveiller davantage les nourrices menstruées pendant les règles et les mettre à l'abri de toutes les impressions morales vives qui pourraient réagir plus vivement sur le système nerveux des nourrissons.

## CHAPITRE X.

### Considérations pratiques sur l'âge critique. — Fréquence relative de la névropathie protéiforme et son traitement.

Après avoir suivi ses retours périodiques pendant un certain nombre d'années, la menstruation finit par disparaître de l'horizon physiologique ainsi que l'ovulation. L'âge correspondant à la cessation des règles n'est pas le même sous toutes les latitudes géographiques. En France, on peut considérer l'intervalle compris entre quarante-cinq et quarante-six ans comme exprimant très-approximativement la moyenne d'âge de la cessation des règles. D'après les renseignements qui nous ont été fournis par notre très-distingué confrère et ami M. le docteur Lebrun, de Varsovie, cette moyenne correspondrait à un chiffre plus élevé de deux années en Pologne. Les documents qui nous ont été communiqués par notre savant confrère le docteur Faij sur l'état de la menstruation en Norwége, font correspondre la moyenne de la cessation des règles, dans ce pays à l'âge de 48,07. On peut donc dire d'une manière générale que plus tôt la menstruation s'établit dans un climat, plus tôt elle y cesse, la durée totale de cette fonction ne dépassant pas néanmoins, ordinairement, l'espace de trente à trente-deux années. Mais, dès qu'on laisse de côté la considération du climat et qu'on examine comparativement les femmes habitant le même pays, la loi que nous venons de poser n'est plus applicable, et l'on peut dire seulement que la durée de la période menstruelle dépend, chez chaque femme, de sa constitution primitive ou plutôt du degré de puissance de la faculté reproductive dévolu à chaque individu. Alors, nous avons remarqué que, contrairement à ce qu'on croit ordinairement, les femmes qui ont été réglées de bonne heure sont précisément celles chez lesquelles la menstruation cesse plus tard, ces femmes sont aussi, en général, plus fécondes, et ont, toutes choses égales d'ailleurs, un plus grand nombre d'enfants.

Ayant pris des notes sur l'âge de la première éruption des règles et sur celui de la cessation de la menstruation chez cent femmes âgées, de la Salpétrière, nous avons trouvé vingt-neuf femmes qui avaient été réglées, chose rare dans ce climat, avant l'âge de douze ans. Or, ce sont précisément les femmes de cette catégorie qui nous ont fourni des chiffres les plus élevés pour l'âge de la cessation des règles : trois d'entre elles n'ont cessé d'être menstruées qu'à cinquante-sept ans, une à cinquante-six, une à cinquante-trois, deux à cinquante-deux, deux à cinquante, trois à quarante-huit, trois à quarante-cinq, et treize au-dessous. Ainsi, quel que soit le côté d'où l'on examine la menstruation, pourvu qu'on l'examine sous son vrai point de vue, on trouve à chaque instant quelques nouveaux faits qui concourent au renversement de l'ancienne théorie, qui considérait la menstruation comme le résultat de la pléthore. Tout rattache, au contraire, cette fonction de plus en plus intimement à la reproduction de l'espèce. Les mêmes organes de l'appareil sexuel qui avaient d'abord signalé son entrée au milieu des fonctions organiques, se chargent encore du soin de témoigner de sa disparition de la scène. Nous ne pouvons que rappeler ici les modifications éprouvées alors par les ovaires et particulièrement par les follicules de Graaf décrites déjà avec beaucoup de soin par Rœderer dans son admirable ouvrage : *Icones uteri humani*, et dont nous avons publié une description détaillée dans un autre ouvrage consacré plus particulièrement à la partie physiologique de l'emménologie.

L'extinction physiologique de la faculté de la reproduction produit sur l'économie des effets analogues à ceux que l'on voit survenir, dans l'espèce humaine comme chez les animaux, après l'ablation des ovaires. La nutrition semble surtout alors augmenter généralement d'énergie, et l'on remarque particulièrement un surcroît du tissu graisseux.

D'un autre côté, l'économie, habituée à perdre périodiquement une quantité plus ou moins considérable de sang, continue chez beaucoup de femmes à éprouver le même besoin après l'âge climatérique. Il résulte de là que l'on remarque quelquefois, à cette époque de la vie, des pertes plus ou moins éloignées, que l'on confond souvent, dans le monde, avec la menstruation proprement dite. D'un autre côté, il n'est pas très-rare non plus d'observer à cette époque, et toujours par le même motif, des congestions vers la tête, des crachements de sang, des hématuries, le flux hémorroïdal, des affections cutanées, etc., etc., lesquelles reconnaissent pour cause prédisposante l'état plus ou moins pléthorique provenant de la suppression des menstrues.

Mais il ne faut pas se le dissimuler, toutes ces indispositions sont loin d'être aussi communes que l'ont prétendu la plupart des auteurs, se fondant davantage peut-être sur la théorie de la menstruation, généralement admise jusqu'à ces derniers temps, que sur l'observation.

Beaucoup d'auteurs ont cherché en quelque sorte à effrayer les femmes sur le danger du passage de la vie reproductive à la ménopause, et ont désigné cette époque sous le nom d'*enfer des femmes*. Inutile de rapporter ici toutes les appréciations judicieuses d'un grand nombre de médecins éclairés qui ont cherché à détruire ce préjugé par le témoignage impartial de leur expérience. Bornons-nous à rappeler que Muret, dans son travail sur la population du pays de Vaud, ne trouve pas plus critique pour les femmes l'âge de quarante à quarante-cinq ans, que celui de dix à vingt ; que M. Constant Saucerotte a prouvé, de son côté, que la mortalité est plus grande chez les femmes entre trente et quarante ans que de quarante à cinquante ans ; enfin que, d'après l'assertion de M. Benoiston de Châteauneuf, du 48e degré au 60e degré de latitude, l'âge intermédiaire entre quarante et cinquante ans, serait, au contraire, plus critique pour les hommes que pour les femmes.

D'un autre côté, nos lecteurs se rappellent peut-être la manière victorieuse avec laquelle nous croyons avoir réfuté l'erreur, généralement encore répandue parmi les médecins, relativement à la fréquence proportionnellement plus grande des affections organiques de l'utérus à l'âge critique.

Mais tandis que bien des maladies graves ont été considérées à tort comme le résultat de l'âge critique, il y a d'autres affections qui nous ont paru appartenir plus spécialement à cette époque de la vie, et qui jouent réellement un rôle important dans la thérapeutique appliquée à cet âge sans avoir attiré sur elles suffisamment l'attention des praticiens.

En nous occupant des rapports de la menstruation avec le système nerveux, nous avons eu soin de faire ressortir les liens multiples qui rattachent les différentes phases menstruelles aux troubles si variés de l'innervation ; nous avons prouvé que le travail de l'ovulation était accompagné d'une surexcitation nerveuse, devenant souvent une cause prédisposante de différentes névroses, qui étaient, à cause de cela, plus fréquentes aux approches de la puberté, offraient des exacerbations au moment des règles, et devenaient, au contraire, généralement moins communes après l'âge critique. Cependant, la dernière remarque ne s'applique guère qu'aux névroses à symptômes plus ou moins constants, ayant une forme déterminée, telles que l'hystérie, l'épilepsie, l'aliénation mentale, etc. ; mais il n'en est plus de même des autres troubles nerveux. L'observation attentive des faits nous a démontré, au contraire, qu'à mesure que l'excitation périodique de l'ovulation s'éteint, à mesure que cette cause prédisposante des névroses s'éloigne, il survient d'autres troubles nerveux à forme mal déterminée, vagues, mobiles, changeant à tout moment d'aspect, ou se remplaçant successivement, troubles qui caractérisent ce que notre excellent confrère, le docteur Cerise, a appelé, dans ces derniers temps, la névropathie protéiforme, et ce que M. Sandras appelle l'*état nerveux*. Cette espèce de névrose est excessivement commune après l'âge critique. Comme on était déjà en droit de le présumer, ce sont surtout les femmes du monde, celles qui ont passé leur jeunesse au milieu des émotions, et qui ont payé largement leur tribut aux exigences du grand monde, qui en offrent le plus souvent des exemples. Cependant, nous avons également observé des troubles semblables chez des femmes des classes moins élevées, parmi les artisans, et même, quoique bien moins souvent, chez les femmes de la campagne.

Il nous serait impossible de donner une description exacte de tous les symptômes de cette névropathie de l'âge critique ; leur variété, leur mobilité, qui en constituent le caractère principal, ne se prêtent guère à la composition d'un cadre nosologique à forme déterminée ; ce sont ces symptômes qui ne se représentent jamais deux fois de la même manière. Ce qu'il y a de certain, c'est que dans presque toutes les expressions de cette névropathie, nous avons rencontré le moral plus ou moins profondément affecté, avec une sensible tendance à l'hypochondrie et à la mélancolie. La plupart du temps, les troubles dont nous parlons semblent ne pas sortir du cercle d'action principale du système nerveux ganglionnaire ; cependant ils ne tardent pas à retentir sur le centre cérébral et sur la moelle épinière. L'innervation du centre circulatoire nous a paru, dans cette circonstance, être mise le plus souvent en jeu. Bien des femmes, même en apparence très-fortes, éprouvent alors des lipothymies fréquentes accompagnées quelquefois d'une sensation de faux étourdissements qu'il faudra se garder de confondre avec des accidents plus ou moins analogues occasionnés par l'hyperhémie. Ce n'est point après les excitations du système circulatoire que ces troubles se manifestent de préférence, ce n'est pas non plus en baissant la tête que les malades accusent particulièrement ce qu'ils appellent des étourdissements ; bien au contraire, s'il arrive, par exemple, à ces personnes d'assister à un dîner où la présence d'une société gaie et agréable peut leur faire oublier un instant leurs souffrances, on peut les voir se livrer exceptionnellement à des exercices gastronomiques vraiment prodigieux sans qu'elles s'en trouvent moins bien pour cela, ce qui n'arriverait pas certainement si leurs troubles habituels étaient occasionnés par la pléthore.

D'autres se plaignent à chaque instant de palpitations, de battements à l'épigastre, tandis que l'auscultation, de même que l'exploration à la main, trouvent le cœur et les gros troncs artériels dans un calme parfait. D'autres accusent des bouffées de chaleur, des suffocations ou une espèce d'étranglement rappelant un peu la strangulation hystérique; d'autres encore accusent particulièrement plus ou moins d'affaiblissement dans les membres, et surtout dans les membres pelviens ; cet affaiblissement, quoique réel, est souvent exagéré, et telle malade qui, il n'y a qu'un instant, prétendait de ne pas pouvoir du tout marcher, pourra souvent faire ensuite plusieurs fois le tour de son appartement, lorsqu'en lui donnant le bras on réussit à détourner son attention de l'objet fixe qui la préoccupe ; d'autres malades, enfin, accusent, dans les différentes régions, des douleurs ou des sensations désagréables, tantôt changeant de place, tantôt fixes ; souvent elles croient même distinguer à l'endroit correspondant des tumeurs, sans que l'exploration la plus attentive y trouve rien. C'est ainsi qu'il arrive souvent qu'on est consulté par les femmes de cet âge pour des affections du foie, de la rate, de la matrice, etc., qui n'existent que dans leur imagination ; aussi quelle riche moisson n'offrent-elles pas à l'exploitation des charlatans de toutes les classes, de toutes les catégories!!!

Les plus curieux exemples que nous ayions vus de ces illusions sous l'influence de cet état nerveux nous ont été fournis par des femmes, lesquelles, plus ou moins longtemps après avoir cessé d'être réglées, s'imaginaient encore d'être devenues grosses, et se rendaient malheureuses par cette idée. Tout récemment, je donnais mes soins à une dame de quarante-neuf ans, qui depuis un an n'avait vu qu'une fois, cinq mois avant ma première visite. Cette personne m'avait déjà plusieurs fois entretenu de différentes souffrances protéiformes que j'ai combattues avec succès. Mais, en dernier lieu, ce qui paraissait la préoccuper le plus, sur quoi elle fixait particulièrement mon attention, à côté de l'agitation et de l'insomnie dont elle se plaignait, c'était une sensation de fourmillement dans la cavité abdominale, qui parfois lui produisait le même effet, disait-elle, que si quelque chose courait dans son ventre. Cette sensation devenait chaque jour plus pénible, ce que l'on comprendra assez facilement, ayant été toujours entretenue par l'imagination trop vivement frappée par la crainte de se voir enceinte. Et, en effet, devant partir pour l'Italie, où elle était déjà attendue par son mari, cette dame s'est vue enfin obligée de me confesser qu'elle avait eu la faiblesse de céder une fois, il y avait de cela trois mois, aux obsessions d'un ami, qu'elle avait peur qu'une grossesse en fût la conséquence, et que cette idée, la poursuivant sans relâche, elle s'imaginait que la sensation qu'elle éprouvait était due aux mouvements de l'enfant. Il m'a fallu bien des efforts pour rassurer cette malheureuse et pour la convaincre qu'il n'en était rien, et que la sensation éprouvée par elle était tout bonnement le résultat d'une perturbation nerveuse.

Ce fait n'est pas le seul dans son genre. Il y a quelques années, je connaissais, dans un pensionnat dont je suis médecin, une domestique âgée de quarante-huit ans, qui avait cessé d'être réglée depuis trois mois, et qui cependant venait de se marier. Peu de temps après elle annonça à ses maîtres qu'elle se sentait enceinte, et ce qu'il y a de plus curieux, c'est que cette position paraît avoir été confirmée par une sage-femme chez qui elle devait plus tard faire ses couches. Toutes les fois que je venais à la pension, cette femme me faisait part des mouvements qu'elle ressentait et de la joie que cela donnait à son mari. Cependant cet état des choses s'étant prolongé au delà du terme présumé de la gestation, sans que le ventre ait acquis un volume proportionnel, le chef de l'institution m'a prié de l'examiner. Quelle n'a pas été ma surprise lorsque je n'ai rencontré chez elle non-seulement aucun signe de la grossesse, mais pas même la moindre tumeur qui eût pu en imposer et expliquer une aussi grossière méprise. Il était évident pour moi que les prétendus mouvements que cette femme a cru éprouver, pendant plusieurs mois consécutifs, ont été le résultat d'une fausse sensation née sous l'influence d'un trouble nerveux occasionné par une vive préoccupation, et favorisé probablement par des conditions dynamiques propres à l'âge critique.

A côté de nombreux troubles qui caractérisent l'état nerveux dont nous parlons, le pouls conserve sa fréquence normale, ou même il descend au-dessous de son chiffre habituel; très-souvent nous lui avons reconnu les caractères assignés par les anciens au *pouls nerveux*, surtout au moment des crises; l'artère semblait alors, en quelque sorte, se ratatiner, la colonne du sang se retirer sous les doigts, et le pouls paraître dur et concentré.

Tous les troubles nerveux que nous venons de passer en revue se montrent tantôt isolément, tantôt par groupes; souvent ils se succèdent et se remplacent avec une rapidité surprenante; ordinairement ils reviennent par crises. Il n'est pas rare de les voir accompagnés ou entrecoupés par des transpirations abondantes complétement apyrétiques, ou même accompagnées d'un froid sensible à la main. L'insomnie est très-commune dans la névropathie protéiforme de l'âge critique. Nous avons vu des malades qui se trouvaient encore passablement dans la journée, mais une fois la nuit arrivée, une agitation, ou plutôt une espèce d'inquiétude, s'emparait d'elles et les privait de sommeil. Nous en avons vues qui toutes les nuits étaient réveillées, presque à heure fixe, par un sentiment inexprimable d'inquiétude dans les jambes, obligées de quitter le lit et de se promener dans la chambre des heures entières. Chez une de ces malades, il y avait cela de remarquable, que ces inquiétudes, pour nous servir de l'expression employée ordinairement par les malades, ne se faisaient sentir chez elle qu'autant qu'elle restait à Paris; il lui est arrivé plusieurs fois, dans le courant de l'été, d'aller passer cinq à quinze jours à la campagne, à Montmorency; pendant tout ce temps, son sommeil était parfaitement tranquille, et dès qu'elle retournait à Paris, les inquiétudes nocturnes recommençaient de nouveau.

Les digestions sont souvent pénibles ; la dispepsie réveille dans ce cas ordinairement, ou exagère les principaux troubles qui préoccupent les malades. Au milieu de tout cela, la nutrition s'en ressent rarement, et il est même assez commun de voir des femmes qui accusent tous ces désordres s'abriter sous un embonpoint très-respectable. La soif n'est pas d'habitude augmentée ; cependant les malades urinent souvent, mais en très-petite quantité; et leurs urines sont claires comme l'eau de roche, de même que cela a lieu dans la plupart des affections nerveuses.

La durée de la névropathie protéiforme de l'âge critique est variable ; nous avons vu des femmes qui avaient souffert ainsi depuis des années, faute d'avoir été soumises à un traitement convenable. Très-souvent, les souffrances s'arrêtent pour quelque temps, sous l'influence de distractions, de voyages, etc., etc. Au bout d'un certain temps, il peut survenir des complications, parmi lesquelles nous citerons, comme une des plus fréquentes, la gastralgie, qui peut aggraver beaucoup la position des malades.

Nous avons cherché longtemps le motif de cette fréquence relative de la névropathie protéiforme à l'époque de l'âge critique. Il nous a semblé d'abord que le chagrin de se voir avancer en âge et sur le point de franchir, sans possibilité du retour, cette barrière au delà de laquelle beaucoup de femmes ont le tort de ne plus rien espérer d'heureux pour elles ; il nous a semblé, dis-je, que ce chagrin, trop vivement senti peut-être par certaines femmes, pouvait leur faire trop regretter le passé et occasionner ainsi quelques troubles idiopathiques ou sympathiques du côté de l'innervation. Mais, sans prétendre nier absolument la participation de cette cause à la production de ces phénomènes, dans quelques cas particuliers, nous avons pensé qu'il fallait en chercher ailleurs l'explication. Ce qu'il y a de certain, c'est que la plupart des femmes chez lesquelles nous avons observé, à l'époque de l'âge critique, les symptômes de névropathie protéiforme, offraient en même temps, malgré l'apparence de la force ou de l'embonpoint, des signes non équivoques de chloro-anhémie. Chez beaucoup d'entre elles, à part la pâleur habituelle, nous avons constaté la présence de bruits anormaux dans les artères du cou. Tout semble donc indiquer qu'il y a chez ces femmes un appauvrissement des globules du sang. Ce fait, déjà curieux par lui-même, pourrait acquérir encore un nouvel intérêt par son rapprochement des autres faits plus ou moins analogues déjà connus, comme, par exemple : la coïncidence de divers troubles nerveux protéiformes avec l'appauvrissement des globules du sang chez les jeunes filles chlorotiques, où l'on remarque en même temps une certaine atonie dans l'activité des ovaires. La même chose se voit encore au commencement de la grossesse où, en même temps que l'ovulation suspend son activité ordinaire, on observe d'un côté la diminution dans les proportions des globules, mise hors de doute, dans ces derniers temps, par notre savant confrère et ami le docteur Cazeaux ; et de l'autre, une foule de troubles nerveux également protéiformes. Ce rapprochement tendrait à faire supposer qu'il pourrait y avoir quelques rapports entre la puissance ovarique et l'état du sang, ce qui mériterait d'être étudié. Quoi qu'il en soit, cette coïncidence de l'état chloroanhémique avec les troubles nerveux à l'époque de l'âge critique, est une preuve de plus de la connexion intime entre l'état chlorotique du sang et les différents troubles de l'innervation, connexion sur laquelle M. le docteur O. Landry vient tout dernièrement d'insister avec beaucoup de soin dans un travail fort intéressant publié dans le *Moniteur des Hôpitaux* (1).

Dès qu'on reconnaît les premiers symptômes de ce singulier état nerveux chez une femme, à l'époque de l'âge critique, on doit s'appliquer à le combattre, car il a plus de tendance alors à prendre racine qu'à toute autre époque de la vie. C'est en vain que l'on essayerait de guérir cet état par des moyens ordinaires réputés comme calmants ou antispasmodiques. Les opiacés que l'on croirait, *a priori*, aptes à calmer cette surexcitation nerveuse, ne réussiront même pas souvent à faire dormir les malades, et il y en a même beaucoup qui s'en trouveraient encore davantage excitées. L'extrait des feuilles de belladone, auquel M. Sandras accorde dans ce cas la préférence (2), donne réellement des résultats plus satisfaisants. Nous le prescrivons, associé à la poudre de feuilles de belladone, à la dose de 25 milligrammes de chaque par jour. D'un autre côté, le fer réduit par l'hydrogène, administré à la dose de 20 à 30 centigrammes par jour,

(1) *Mémoire sur les causes et les indications curatives des maladies nerveuses.*

(2) *Traité pratique des maladies nerveuses*, tome 1.

nous a été ordinairement d'un grand secours en relevant les forces de l'économie et en rendant le système nerveux moins impressionnable. Mais si l'on veut être réellement utile aux malades affligées de cette névrose, il faut avant tout savoir influer avantageusement sur leur moral ; il faut s'emparer de leur confiance et les rassurer sur les différentes affections organiques qu'elles se supposent la plupart du temps. Quand on saura se rendre ainsi maître du moral, on aura déjà fait un immense pas. Il ne faut pas que le médecin ayant à traiter ces pauvres femmes, déjà si disposées à se décourager, aggrave leur état par son propre découragement, ce dont les malades ne manquent pas de s'apercevoir et perdent leur confiance. C'est ce qui est arrivé, à notre connaissance, à un des professeurs justement célèbres de notre Faculté qui donnait ses soins à une dame d'une cinquantaine d'années atteinte de névropathie protéiforme. Il avait eu d'abord toute sa confiance, ce qui constitue déjà une des conditions les plus favorables. Cependant, voyant au bout de quelque temps qu'il avait déjà presque épuisé les ressources ordinaires de la pharmacie, et sans résultat, il a cru sage d'aller au-devant de l'impatience de sa cliente, en lui disant : « Si vous aviez eu, Madame, une bonne fluxion de poitrine, il y a longtemps que j'en serais venu à bout, mais les maladies comme la vôtre, on ne les fait pas marcher toujours comme l'on voudrait. » On ne peut pas en disconvenir, cet aveu plein de franchise a été on ne peut plus imprudent. La malade n'aurait pas dû même se douter que le savant professeur était déjà à bout de ses ressources ; aussi n'a-t-elle pas manqué de lui retirer sa confiance ; elle est venue, toute désappointée, nous raconter cette mésaventure en réclamant en même temps nos soins ; deux mois plus tard, elle était complétement rétablie.

Il ne faut pas perdre de vue qu'il s'agit dans l'espèce d'une atteinte portée au système nerveux général ou du moins au système ganglionnaire qui joue un rôle important dans l'économie. Ce n'est donc pas en administrant quelques médicaments d'une action le plus souvent problématique qu'on peut espérer d'obtenir quelque chose, mais par des modifications puissantes de l'économie tout entière. Après avoir cherché à relever le ton du système nerveux par les bonnes préparations de fer, il faut tenter de calmer l'impressionnabilité nerveuse et de détourner sa surexcitation en reportant l'action du système nerveux au dehors. Dans ce but, on prescrira des bains calmants préparés avec l'amidon, ou encore mieux avec la décoction de graine de lin et de têtes de pavot, des promenades à la campagne, surtout en compagnie de personnes habiles et agréables, l'horticulture, des voyages, les eaux minérales, particulièrement celles de Néris, de Vichy, de Hombourg, de Schlangenbad, dans le grand-duché de Nassau, le massage, la gymnastique, etc., etc.

Lorsqu'il s'agit de ces femmes du monde, riches et habituées au mouvement, qui ont passé leur jeunesse à visiter tous les pays étrangers, toujours empressées à la recherche de distractions périodiques qui s'ouvrent à chaque saison de bains dans les plus célèbres établissements de l'Europe, il ne serait guère habile de leur conseiller les voyages qui produiraient nécessairement trop peu d'effet sur leurs organisations blasées. D'un autre côté cependant l'habitude du mouvement mérite d'être prise en considération chez elles, et ne permet guère de les condamner à un repos absolu. L'esprit ingénieux et poétique de nos voisins de la Suisse a trouvé le moyen d'attirer toutes ces naufragées et de leur permettre encore de se reposer agréablement des émotions incessantes de leur vie agitée, en instituant des établissements de *bains de petit-lait.* Ces établissements sont ordinairement placés dans des cités les plus pittoresques ; de nombreux troupeaux nomades qui paissent pendant toute la saison aux environs, fournissent leur lait aux fromageries qui envoient ensuite leur petit-lait aux baigneurs.

Nous avons eu l'occasion de voir beaucoup de personnes affectées de névropathie protéiforme qui se sont très-bien trouvées de ce genre de bains, et toutes les fois que les circonstances nous paraissent convenables pour cela, nous ne manquons pas de les conseiller.

Rien n'est funeste aux femmes qui traversent l'âge critique étant affligées de cet état nerveux, comme l'oisiveté. Celles à qui leur position de fortune a permis de vivre dans l'opulence doivent surtout chercher à se créer alors des occupations pour déplacer l'activité nerveuse du point où elle s'est par trop concentrée. A celles-là nous ne saurions mieux conseiller qu'en les engageant à consacrer leur vie au soulagement des classes malheureuses de la société, de s'en occuper activement, de chercher à faire partie des associations de charité et de bienfaisance ou d'en créer de nouvelles au besoin. Etant obligées de cette manière d'assister aux malheurs infiniment plus sérieux que celui dont elles se croient affligées, elles contribueront ainsi, sans s'en apercevoir, à en effacer de plus en plus l'impression douloureuse trop exagérée. La satisfaction qu'elles auront nécessairement éprouvée d'avoir soulagé chaque jour quelques nouvelles misères ne manquera pas de remplir leur cœur de joie et ce sera déjà sans contredit le premier symptôme d'une sensible amélioration dans ce désolant état nerveux qui semble leur fermer les portes du bonheur à tout jamais. Personne ne saurait, d'ailleurs, les diriger mieux dans cette voie qu'un médecin. D'un autre côté, jamais le médecin ne pourra trouver une plus belle occasion de prouver qu'en donnant la santé aux hommes il s'élève dans l'estime et la considération des autres, et se rapproche en quelque sorte de la Divinité : *Homines enim ad deos nulla re propius accedunt quam salutem dando* (Cicéron).

La gymnastique, que nous avons nommée tout à l'heure, est encore fort peu connue des praticiens. Beaucoup de médecins s'imaginent encore, comme les gens du monde, que l'utilité de la gymnastique se borne au développement du système musculaire; qu'elle sert, par conséquent, à corriger certains vices de conformation, à donner de la souplesse aux mouvements et à rendre plus habile. C'est une grave erreur contre laquelle nous ne saurions trop nous élever. Dans ces derniers temps, un de nos confrères les plus distingués, M. le docteur Blache, a eu déjà l'occasion de faire connaître à l'Académie de médecine les beaux résultats qu'il a obtenus par la gymnastique dans le traitement de la chorée. Pour notre compte, nous pouvons affirmer que depuis plusieurs années déjà nous obtenons d'excellents effets de la gymnastique dans les troubles nerveux protéiformes chez les adultes, et particulièrement chez les femmes après l'âge critique.

Le gymnase de M. Triat, si admirablement organisé et dirigé avec une rare intelligence par son habile fondateur, peut rendre, sous ce rapport, d'immenses services. Enfin, c'est encore dans des cas de ce genre que l'hydrothérapie, cette autre gymnastique interne de l'économie, est appelée à avoir d'éclatants succès. Notre savant confrère et ami le docteur Fleury vient de démontrer par de nombreux exemples que l'hydrothérapie a su triompher d'une foule de troubles de l'innervation où les ressources ordinaires de la matière médicale avaient échoué. Nous sommes persuadé que l'habile directeur de l'Institut hydrothérapique de Bellevue ne serait point embarrassé s'il lui fallait citer des cures qu'il a dû opérer des accidents nerveux protéiformes chez les femmes après l'âge critique.

L'alimentation des malades doit aussi être l'objet d'une sérieuse attention de la part du médecin. On doit généralement proscrire du régime tous les mets ou les boissons qui excitent le système nerveux. Un médecin fort distingué qui possède d'ailleurs des titres particuliers pour être cru comme autorité en cette matière, M. le docteur Sandras, qui a fait de fort beaux travaux sur la digestion, en commun avec Mr Bouchardat, conseille, dans cet état nerveux, de s'abstenir complétement des acides et de chercher même à neutraliser ceux qui se forment quelquefois en abondance dans l'estomac, par les eaux alcalines, la magnésie décarbonatée, l'eau de chaux, etc., etc. Parmi les eaux minérales, nous recommanderons surtout les eaux de Pougue, de Vichy, de Soultzmatt, d'Ems, de Saint-Galmier, etc., etc. La magnésie calcinée sera administrée à la dose d'une cuillerée à bouche tous les jours, après chaque repas. L'eau de chaux sera prise à la dose d'une ou deux cuillerées par jour, dans un peu de lait.

Nous terminerons ici nos considérations sur l'âge critique, notre intention n'ayant été que d'insister sur les principaux points par lesquels notre manière d'envisager cette époque de la vie des femmes diffère de la manière dont elle a été généralement envisagée jusqu'ici. Si le tableau que nous avons tracé des troubles les plus ordinaires de l'âge critique peut avoir quelque importance aux yeux de nos lecteurs, cela ne peut être que le résultat de notre constant désir de ne point nous préoccuper des idées théoriques, mais d'observer attentivement et de chercher, autant que possible, à prendre la nature sur le fait. Heureux, mille fois heureux si nous avons réussi, car nos efforts ne seraient pas ainsi perdus pour la thérapeutique, et nous contribuerions au soulagement de nombreuses souffrances qui semblent appartenir plus particulièrement à cette époque de la vie!

Paris.—Imprimé chez Bonaventure et Ducessois, 55, quai des Augustins.

www.ingramcontent.com/pod-product-compliance
Ingram Content Group UK Ltd.
Pitfield, Milton Keynes, MK11 3LW, UK
UKHW012040240726
13965UKWH00003B/925

9 782011 913487